Andreas Helmkamp / Dr. Mathias R. Schmidt

Die MHL Hüft- und Knieschule

Andreas Helmkamp / Dr. Mathias R. Schmidt

Die MHL Hüft- und Knieschule

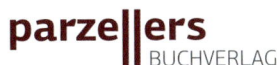

Impressum

ISBN 978-3-7900-0454-0
© 2012 by Parzellers Buchverlag GmbH & Co. KG, Fulda
Alle Übungsfotos: Philipp Artzt
Layout: Peter Link, Parzellers Buchverlag
Gesamtherstellung: Rindt-Druck, Fulda

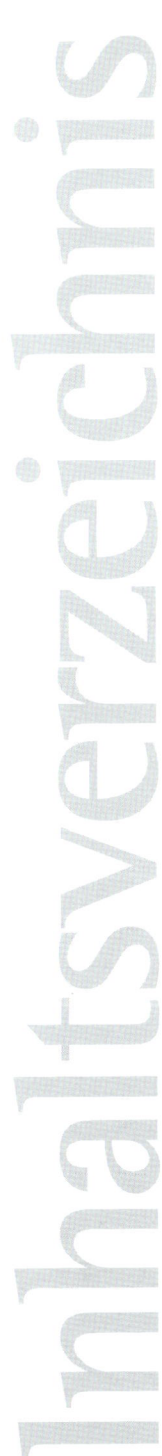

Inhaltsverzeichnis

So bleiben Sie mobil

Dass Sie dieses Buch in die Hand nehmen, ist wohl eher kein Zufall. Wahrscheinlich haben Sie Hüft- oder Kniebeschwerden oder kennen Menschen, die darunter leiden. Sie wären in guter Gesellschaft. Denn Verschleißerkrankungen der Gelenke gehören in Deutschland zu den am häufigsten diagnostizierten und behandelten Krankheitsbildern. Es haben mehr Menschen Hüft- und Knieprobleme als Rückenschmerzen. In Reha-Einrichtungen steht die Hüftgelenksarthrose mit 7,3 % der Fälle und die Kniegelenksarthrose mit 6,9 % deutlich vor den Rückenschmerzen (5,8 %).

Nach Aussagen der Orthopädischen Universitätsklinik Heidelberg ist jeder zweite Deutsche über 60 von Gelenkverschleiß (Arthrose) betroffen. Das Statistische Bundesamt beziffert die Gesamtzahl der Deutschen, die unter degenerativen Krankheiten leiden, auf 35 Millionen Menschen. Der Verschleiß der Gelenke zählt somit zu den häufigsten Ursachen für Arbeitsunfähigkeit und Frührente. Damit richten diese Erkrankungen volkswirtschaftlich betrachtet enormen Schaden an – von dem Verlust an Lebensqualität für die Betroffenen ganz zu schweigen.

Vor diesem Hintergrund ist unser Buch hochaktuell.

Die Hüft- und Knieschule der Praxis Meissner Helmkamp Lindemann („MHL") wurde innerhalb kurzer Zeit bereits von nahezu allen Krankenkassen anerkannt. Unser Ansatz verfolgt das Ziel, degenerative Prozesse zu vermeiden, die Selbstregeneration des Körpers zu unterstützen, die Belastbarkeit des Menschen zu fördern und mögliche Operationen zu verhindern.

In dieser strukturierten Form gibt es ein solches Programm noch nicht. Nachdem uns die Teilnehmer der ersten Kurse nach einem Übungsbuch gefragt haben und Kollegen aus ganz Deutschland mit derselben Bitte an uns herantraten, sind wir tätig geworden. Dabei kam uns zugute, dass ich auf einen Partner zurückgreifen konnte, der zur ersten Liga der deutschen Ratgeber-Publizisten gehört und 2010 mit dem renommierten Health Media Award ausgezeichnet worden ist. Als erfahrener Autor und Redaktionsleiter brachte Dr. Mathias R. Schmidt unser gesammeltes Know-how in eine – so hoffen wir – leicht verständliche Form.

Gleichwohl ist dieser Ratgeber kein Lesebuch, das umfassend informieren will. Diese Hüft- und Knieschule ist vielmehr ein leicht verständliches Mitmachbuch. Es soll Sie animieren, etwas für diese beiden unverzichtbaren Gelenke zu tun – und das möglichst rechtzeitig. Warum? Weil Bewegung die Basis der Gesundheit ist. Bestehende Probleme werden abgefedert, der Krankheitsverlauf kann aufgehalten werden und nach der Operation machen gezielte Bewegungsübungen Sie wieder mobiler.

Weil Sie also aktiv werden und nicht nur sitzend lesen sollen, haben wir in unserem Buch den Theorie-Anteil begrenzt. Wir beschränken uns auf Basisinformationen zu den beiden Gelenken und den damit verbundenen Problematiken. Fachbücher und das Internet bieten bei Interesse theoretische Detailinformationen en masse.

Sobald Sie sich einen Überblick verschafft haben, sollten Sie sich den ca. 70 Seiten mit Übungen zuwenden. Durchblättern reicht jedoch nicht! Machen Sie nach, was Sie auf den Fotos sehen. Die Übungen wurden von unserem Experten-Team exklusiv für die MHL Hüft- und Knieschule zusammengestellt und sind das Rückgrat unseres erfolgreichen Kursprogramms.

Der Sinn dieses Übungsangebots liegt auf der Hand: Neben Übergewicht und falscher Ernährung ist Bewegungsmangel die entscheidende Ursache degenerativer Erkrankungen. Doch während es lange Zeit dauern kann, bis jemand sein Übergewicht abgebaut hat, kann dieselbe Person von heute auf morgen mehr Bewegung in ihr Leben bringen.

Wenn es sich dann auch noch um Bewegungsabläufe handelt, die gezielt die betroffenen Strukturen fördern, umso besser. Genau das bietet Ihnen unser Buch: Wir zeigen Ihnen, wie Sie mit einem begrenzten Zeitaufwand die Bauteile dieser beiden Gelenke trainieren können: durch Dehnung, Mobilisation und die Optimierung der Beinachsenstellung. Ebenso durch Anleitungen, welche die Kraft, das Koordinationsvermögen und das Gleichgewicht fördern. All dies zusammen vitalisiert Hüfte und Knie.

Wenn Sie bereits Hüft- oder Knieprobleme haben, kann Ihnen die regelmäßige Ausführung unserer Übungen zu Linderung verhelfen. Wenn Sie operiert worden sind, kann gezieltes Training Sie wieder aufbauen und mobilisieren. Und wenn Sie das Glück haben, bislang von degenerativen Problematiken verschont zu sein, dürfte ein gezieltes Bewegungsprogramm diesen erfreulichen Zustand verlängern. Grund genug für alle mitzumachen.

Suchen Sie sich aus jedem Kapitel Übungen aus, die Ihnen nicht allzu schwer fallen. Bauen Sie sich daraus ein Trainingsprogramm und nehmen Sie sich mindestens dreimal die Woche dafür Zeit. Die Auswahl an Übungen in diesem Mitmachbuch ist so groß, dass Sie Ihr Programm leicht variieren und den Schwierigkeitsgrad steigern können. Nicht jede Übung wird Ihnen auf Anhieb gelingen – zwei Monate später vielleicht aber doch. Und wenn Sie nicht immer nur allein für sich „turnen" wollen, buchen Sie einfach einen Kurs unserer Hüft- und Knieschule.

Kurzum: Wenn Sie etwas für Hüfte und Knie tun möchten, sind Sie hier richtig. Nehmen Sie Ihre Gelenke in die Pflicht. Geben Sie ihnen nachdrücklich zu verstehen, dass Sie ein Einrosten nicht tolerieren.

Mein Co-Autor Dr. Mathias Schmidt und ich wünschen Ihnen dabei viel Erfolg!

Andreas Helmkamp

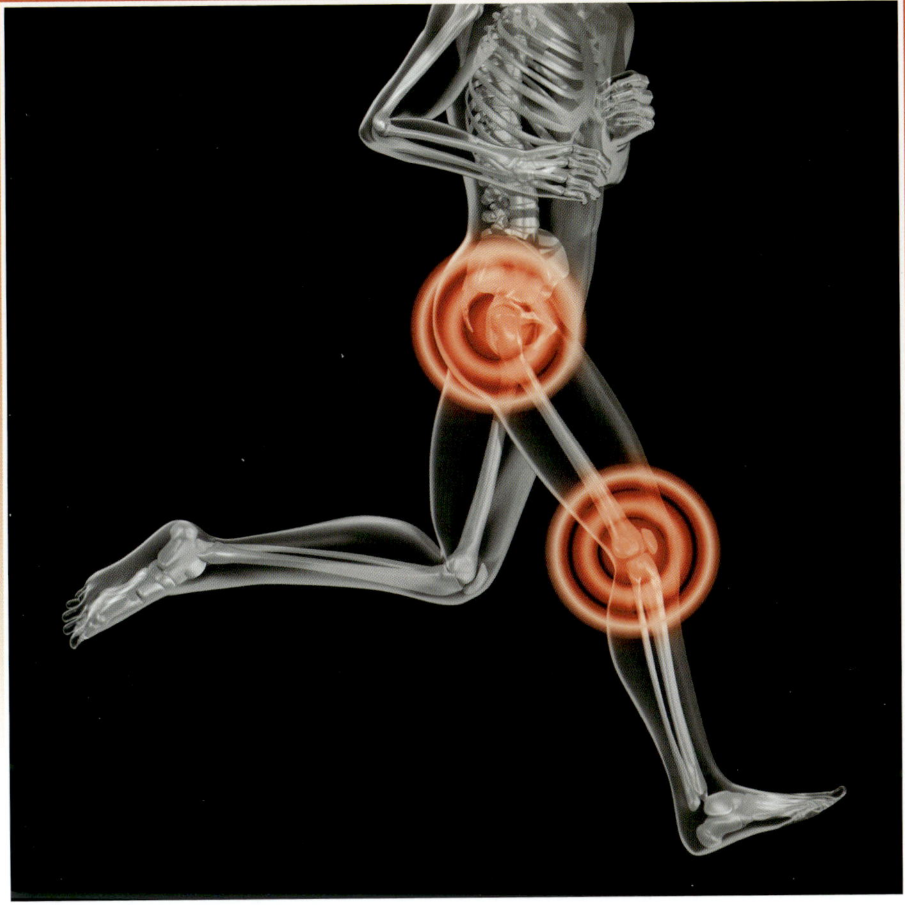

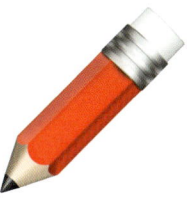

Anatomische Grundlagen

Ein Kraftpaket: Die Hüfte

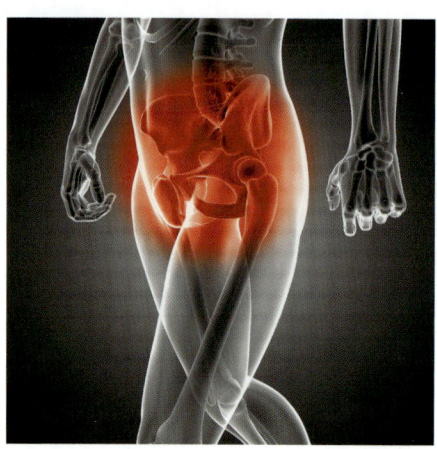

Ihr Hüftgelenk ist eines der am stärksten beanspruchten Körperteile. Auf wenigen Quadratzentimetern trägt es praktisch das halbe Körpergewicht. Bei jedem Schritt, jedem Bücken, jeder Alltagstätigkeit wirkt ein Vielfaches dieser Körperlast als Druck und Zugspannung auf das Gelenk ein.

Bestünde die einzige Funktion der Hüfte darin, den Oberkörper zu tragen, könnte sie ganz einfach konstruiert sein, etwa in Form von zwei abgerundeten Säulen, auf denen das Becken ruht.

Doch soll das Hüftgelenk ja auch Bewegungen ermöglichen. Ein gesundes Hüftgelenk verschafft Ihnen enorme Mobilität. Überlegen Sie einmal, was Sie alles mit Ihren Beinen machen können! Sie können sie bis zu 160° nach vorne strecken, zur Seite (Abduktion und Adduktion) und nach hinten (Retroversion) heben. Zusätzlich können die Beine nach innen und außen rotieren. Man kann die Hüfte nach rechts und nach links verschieben, nach vorne und hinten kippen und sogar kreisen lassen.

Früher hätten Sie wahrscheinlich gesagt „Na und?", weil wir bei allen Körperfunktionen zunächst einfach voraussetzen, dass alles reibungslos funktioniert. Zu hinterfragen beginnen wir erst, wenn wir eines Tages merken, dass irgendetwas nicht mehr so rund läuft wie früher. Dies dürfte auch der Grund sein, warum Sie dieses Kapitel lesen. Nehmen wir es vorweg: Sie können eine Menge tun, dass sich etwaige Beschwerden verbessern oder zumindest nicht verschlimmern.

Ein gesundes Hüftgelenk verschafft Ihnen enorme Mobilität.

Knochen des Hüftgelenks

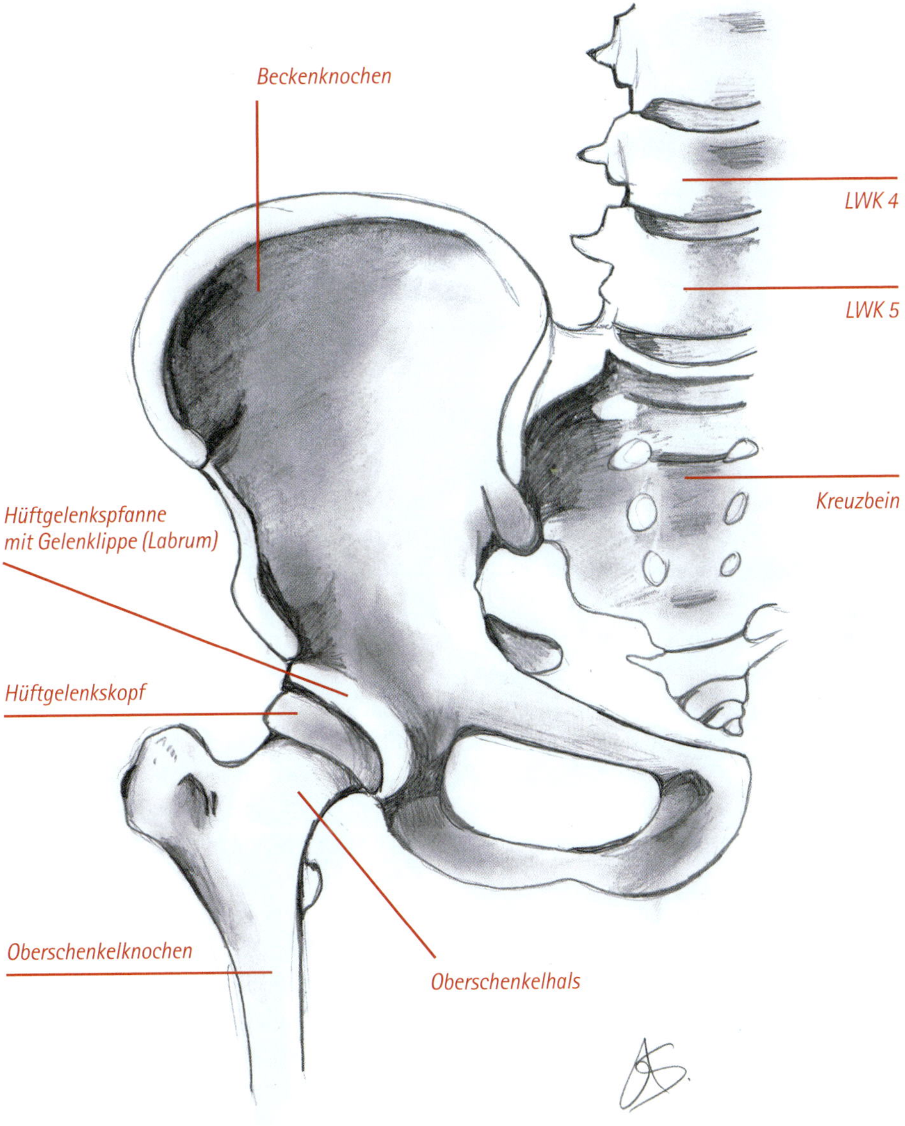

Beckenknochen

LWK 4

LWK 5

Kreuzbein

*Hüftgelenkspfanne
mit Gelenklippe (Labrum)*

Hüftgelenkskopf

Oberschenkelknochen

Oberschenkelhals

Anatomie des Hüftgelenks

Das Gelenk ist ein Kugelgelenk. Der knöcherne Anteil besteht aus der Hüftgelenkspfanne, die Teil des Beckens ist, und dem kugelförmigen Hüftkopf am oberen Ende des Oberschenkelknochens. Die Hüftgelenkspfanne wird durch die Hüftgelenkslippe („Laprum") vergrößert und verstärkt. Dabei ist der Hüftgelenkskopf vom Labrum der Hüftpfanne nur etwa halb umschlossen.

Die knöchernen Bauteile werden durch die Gelenkkapsel sowie zahlreiche kräftige Muskeln und Bänder umhüllt und stabilisiert. Schleimbeutel ermöglichen es den Gewebsschichten von Knochen und Weichteilen, sich bei jeder Bewegung reibungslos gegeneinander zu verschieben.

Eine druckelastische Knorpelschicht von vier bis sechs Millimetern Dicke auf den knöchernen Gelenkflächen wirkt als Stoßdämpfer und verleiht dem gesunden Gelenk seine Gleitfähigkeit. Der Knorpel wird nicht von Blutgefäßen ernährt, sondern von der Gelenksschmiere, einer zähen, klaren Flüssigkeit, die ebenfalls Stöße auffängt. Das Wechselspiel aus Be- und Entlastung des Gelenks sichert die Nährstoffversorgung des Knorpels. Eine längere Ruhigstellung, ebenso aber auch ständige Überbeanspruchung, führen zu Ernährungsstörungen der Knorpelzellen und damit zu Knorpelschäden.

Das Hüftgelenk erlaubt folgende Bewegungsmöglichkeiten:

- Beugen und Strecken
- Abspreizen und Anspreizen in verschiedenen Positionen
- Drehung nach außen und nach innen in verschiedenen Positionen

Durch die **Kapsel** und die **Bänder** als zusätzliche Verstärkung wird das Gelenk stabilisiert, gleichzeitig aber auch in der Beweglichkeit limitiert. So sind viele Bewegungen gut, andere weniger gut möglich. Ein Beispiel: Die Beugung kann problemlos sein, während die Streckung durch den Kapsel-Bandapparat begrenzt wird, sodass in diesem Fall das Bewegungsausmaß der Streckung wesentlich geringer ist.

Die Muskeln des Hüftgelenks

Eine wichtige Voraussetzung für die Bewegungen des Hüftgelenks sind die Muskeln. Jeder Muskel überbrückt eine bestimmte Distanz zwischen „Ursprung" und „Ansatz" (Endpunkt). Durch Anspannung ermöglichen die Muskeln in Kooperation mit anderen Körperteilen aktive Bewegungen.

Beugemuskulatur
- M. iliopsoas (Hüftlendenmuskel) beginnend an den Wirbeln der Lendenwirbelsäule über die Oberschenkelvorderseite bis zur Innenseite des Oberschenkels
- M. rectus femoris (gerader Schenkelmuskel) beginnend am vorderen Darmbeinstachel über die Oberschenkelvorderseite bis zur Vorderseite des Unterschenkels

Streckmuskulatur
- M. glutaeus maximus (großer Gesäßmuskel) beginnend am Beckenkamm und Kreuzbein bis zum äußeren großen Oberschenkelknochen (Trochanter major)

- Ischiocrurale Muskulatur beginnend am Sitzbeinhöcker über die Oberschenkelrückseite bis zur Rückseite des Unterschenkels

■ Abspreizer

- M. glutaeus medius und minimus (mittlerer und kleiner Gesäßmuskel) beginnend am Darmbein bis zum äußeren großen Oberschenkelknochen
- M. tensor fasciae latae beginnend am oberen vorderen Darmbeinstachel über die Oberschenkelaußenseite bis zum äußeren Teil des Unterschenkels

■ Adduktoren

- Hier sind einige Muskeln, die alle in der Nähe des Schambeins beginnen und bis an die Oberschenkelinnenseite bzw. Unterschenkelinnenseite reichen. (M. pectineus, Mm. adductor --longus, -brevis, -magnus, M. gracilis)

■ Drehmuskeln nach **außen** (Außenrotatoren)

- Hier ist neben dem mittleren der große Gesäßmuskel zu nennen. Auch der vordere Anteil des kleine Gesäßmuskels sowie der M. satorius sind Außenrotatoren.
- M. piriformis beginnend am inneren Kreuzbein zum kleinen Oberschenkelknochen
- Becken-Bein Muskulatur (Pelvitrochanterielle Muskeln) eine Reihe von kleinen Muskeln, die am Becken beginnen und über die Rückseite zum äußeren Oberschenkelknochen ziehen

■ Drehmuskeln nach **innen** (Innenrotatoren)

- Hier sind wieder der kleine und der hintere Anteil des mittleren Gesäßmuskels zu nennen. Auch der M. add. magnus ist Innenrotator.

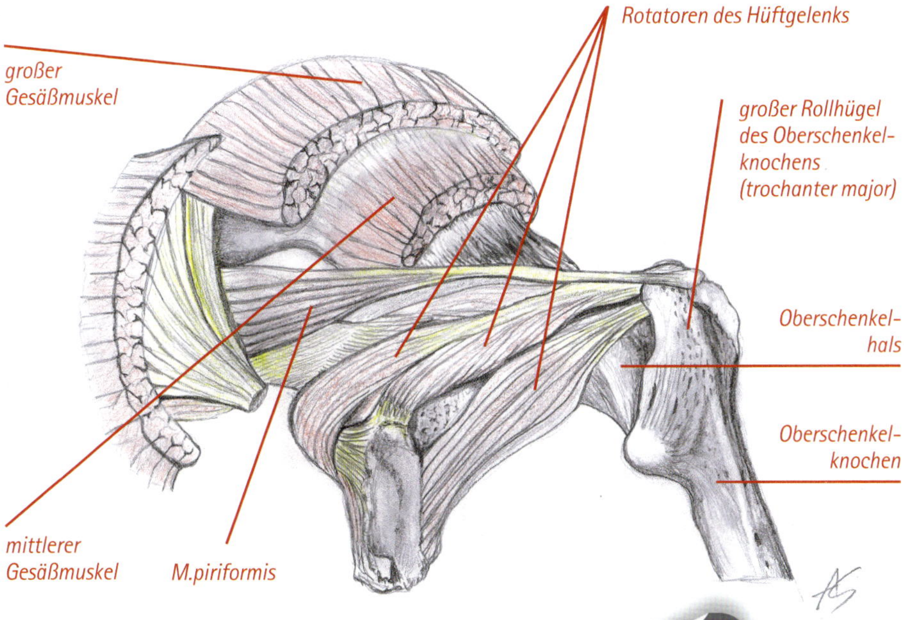

großer Gesäßmuskel

Rotatoren des Hüftgelenks

großer Rollhügel des Oberschenkelknochens (trochanter major)

Oberschenkelhals

Oberschenkelknochen

mittlerer Gesäßmuskel　　*M.piriformis*

Probleme mit dem Hüftgelenk

Warnsignale

Erste Anzeichen für Unregelmäßigkeiten oder Probleme am Hüftgelenk sind sehr oft Leistenschmerzen, Gesäßschmerzen, Schmerzen am äußeren Oberschenkel, Rückenschmerzen, aber auch Knieschmerzen, da viele Muskeln bis über das Kniegelenk hinausreichen.

Im Anfangsstadium spüren Patienten einen Belastungsschmerz, z. B. nach langem Gehen oder Stehen oder Treppe laufen. Im späteren Verlauf verspüren Sie einen Bewegungsschmerz mit Morgensteifigkeit bis hin zum Ruhe- und Nachtschmerz.

Diese Schmerzsymptome sind auf die Knorpelveränderungen im Gelenk zurückzuführen. Dabei verursacht allerdings nicht der Knorpel selbst die Schmerzen, sondern der Knochen direkt unter dem Knorpel, der aufgrund der Degeneration übermäßig belastet wird.

Die ersten Knorpel-Knochenveränderungen bezeichnet man als Degeneration, die ab einem gewissen Alter durchaus in jedem Gelenk und auch an der Wirbelsäule normal sind. Probleme und Schmerzen entstehen erst bei einer sich daraus entwickelnden Entzündung. Man unterscheidet zwischen **Coxarthritis** (Hüftgelenksentzündung) und **Coxarthrose** (Hüftarthrose: beginnende Degeneration des Gelenks mit Veränderung des Knorpels).

Der Teufelskreis

Ihr Körper reagiert auf solche Schmerzen und Beeinträchtigungen reflexhaft, indem er eine Schonhaltung einnimmt. Der Radius der Beugung, Anspreizung und Außenrotation verringert sich, die seitliche und hintere Muskulatur sowie die Innenrotatoren verlieren an Kraft. Die Muskeln können der Belastung nicht mehr standhalten und geben ihren starken Partnern, den Adduktoren, Beugern und Außenrotatoren, nach. Dadurch entsteht eine funktionelle Beinlängendifferenz, die zusätzlich Schmerzen in der Leiste bzw. der Hüfte auslösen kann.

Langsam ändert sich die Stellung der Gelenkpartner (Kopf und Pfanne) und die Druckverhältnisse nehmen an verschiedenen Stellen zu. So erhöht sich punktuell die Belastung und begünstigt eine Degeneration. Dies sorgt wiederum für einen verstärkten Schmerz und die Folge ist eine weitere Ausprägung der Schonhaltung mit noch intensiverer Reizung des Gelenks. Ein Teufelskreis droht. Durch ein gezieltes Training können sie ihn durchbrechen. Die Mühe lohnt, denn Sie gewinnen Bewegungsfreiheit und damit Lebensfreude zurück.

Hätten Sie gewusst ...

■ Das Hüftgelenk ist nach dem Kniegelenk das zweitgrößte Gelenk der Säugetiere.

■ Das Hüftgelenk wird von der kräftigsten Gelenkkapsel des menschlichen Körpers umhüllt.

14

Arthrose: Verschlissene Stoßdämpfer

Arthrose entsteht durch einen beschleunigten Abrieb des Gelenkknorpels, der die Knochenenden schützen und abpuffern soll. Dafür gibt es mehrere mögliche Ursachen, zum Beispiel:

- Ständige Überbelastung
- Fehlbelastung, z. B. durch X- oder O-Beine
- Falsche Beinachse
- Übergewicht
- Hormonelle Störungen
- Genetische Disposition (Erbanlagen)

Arthrose macht sich zwar bei den meisten Menschen erst in fortgeschrittenem Alter bemerkbar, beginnt aber sehr viel früher als Sie denken: etwa ab dem 20. Lebensjahr. Ihre Stoßdämpfer verschleißen. Ob sie wollen oder nicht – je weniger Sie dagegen tun, desto schneller schreitet die Abnutzung voran.

Charakteristische Symptome (Hüfte)

Die Arthrose der Hüftgelenke beginnt zumeist ganz harmlos. Nach dem Aufstehen bereiten die ersten Schritte Probleme, manchmal auch schon Schmerzen. Das legt sich dann aber rasch, tritt jedoch mit der Zeit immer häufiger auf. Ein erstes und wichtiges Warnsignal.

Bald fallen dann auch das Bücken und das Treppenlaufen zusehends schwerer. Gleiches gilt für Drehbewegungen, etwa beim Aussteigen aus dem Auto oder auch das Spreizen und Heranziehen der Beine. Ist die Hüftarthrose noch weiter fortgeschritten, schmerzen die Gelenke auch in Ruhestellung und nachts. Dabei strahlen die Schmerzen zudem oft bis in die Knie aus.

Folgende Symptome können auf eine Hüftgelenksarthrose hinweisen:

- Anlaufschmerzen im Bereich der Hüfte: zu Beginn der Bewegung, vor allem nach längerem Sitzen oder morgens nach dem Aufstehen.
- Gelenkschmerzen bei Belastung und nach längerer Beanspruchung
- Leistenschmerz, häufig mit Ausstrahlung über den Oberschenkel bis ins Kniegelenk
- Hinken nach längeren Gehstrecken, leichtes Einknicken auf der von Arthrose betroffenen Seite
- Beschwerden beim Abwärtssteigen von Stufen
- Ruheschmerzen beim Liegen und Sitzen, wenn die Arthrose schon fortgeschritten ist, auch nachts
- Eingeschränkte Beweglichkeit: Der Oberschenkel lässt sich schlechter beugen und strecken, nur unter Schmerzen abspreizen und schlechter bis gar nicht mehr drehen

Gelenkschutz heißt
Knorpelschutz

Jeder zweite Deutsche ab dem 35. Lebensjahr hat im Röntgenbild nachweislich Anzeichen von Arthrose. Die lässt sich nicht heilen, wohl aber aufhalten. Ihr vorrangiges Ziel muss es daher sein, den drohenden Teufelskreis aus Knorpelabrieb und entzündungsbedingtem Knorpelverfall zu durchbrechen. Die Bewegungsangebote in diesem Ratgeber sind dazu das beste Mittel. Machen Sie etwas daraus!

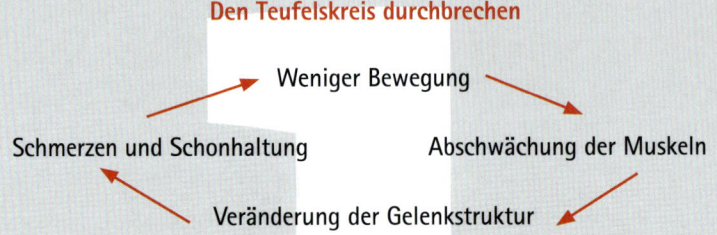

Den Teufelskreis durchbrechen

Weniger Bewegung

Schmerzen und Schonhaltung
Abschwächung der Muskeln

Veränderung der Gelenkstruktur

Gelenkknorpel benötigt Druck und Zugbelastung, um mit Nährstoffen versorgt zu werden, denn im gesunden Zustand gibt es hier keine Blutgefäße, die das übernehmen könnten. Die Versorgung findet allein durch Diffusionsprozesse statt. Benötigte Nährstoffe werden durch wechselnde Be- und Entlastung eingeschwemmt und nicht mehr benötigte Stoffe ausgeschwemmt.

Wenn Sie sich das vergegenwärtigen, wird klar: Je mehr Bewegung, desto besser. Denn durch ein bewegungsarmes Leben als „Couch-potato" verurteilen Sie ihr Hüftgelenk langfristig zum Untergang – und sich selbst zur Immobilität.

Mechanisches Wunderwerk: das Knie

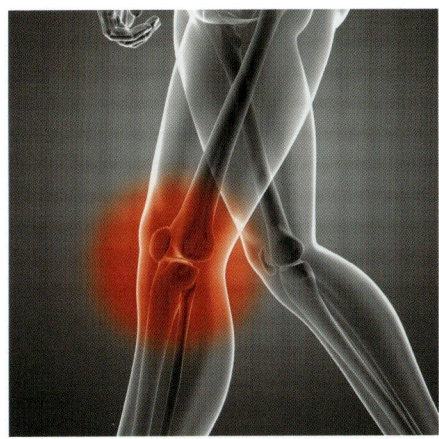

Wie die Hüfte ist Ihr Knie ein besonders belastetes Gelenk unseres Körpers – und das in einem sehr wörtlichen Sinne. Bei jedem Schritt muss das Knie etwa das Dreifache Ihres Körpergewichtes auffangen, und intensive Bewegungsformen wie Treppensteigen oder Joggen erhöhen diesen Wert sogar auf etwa das Fünffache.

So addiert sich die tägliche Belastung Ihrer Kniegelenke auf viele Tonnen – und das bereits wenn sie Normalgewicht haben. Jedes Kilo Übergewicht, genauso aber ungeeignete Schuhe, Fehlstellungen bei der Bewegung oder Überbeanspruchung durch übertriebenen sportlichen Ehrgeiz erhöhen die Gesamtbelastung. Irgendwann kann dann auch dieses Supergelenk buchstäblich in die Knie gehen. Das ist dann nicht nur meistens mit Schmerzen verbunden, sondern führt auch zum (teilweisen) Verlust von etwas, was Ihnen heilig sein dürfte: Ihre Mobilität. Damit dies nicht eintritt, lesen Sie dieses Buch.

Es ist mit Abstand Ihr größtes und kompliziertestes Gelenk: das Knie. Ohne könnten Sie weder laufen und steigen, noch in die Hocke gehen oder sich setzen. Erst das Knie verleiht Ihnen körperliche Beweglichkeit – ein Leben lang. Theoretisch. Das ausgeklügelte System aus Knochen, Kapsel, Bändern, Knorpel und Muskeln ist zwar auf Langzeitleistung ausgelegt, verschleißt aber und ist durchaus anfällig für Schädigungen.

Bei jedem Schritt muss das Knie etwa das Dreifache Ihres Körpergewichts auffangen.

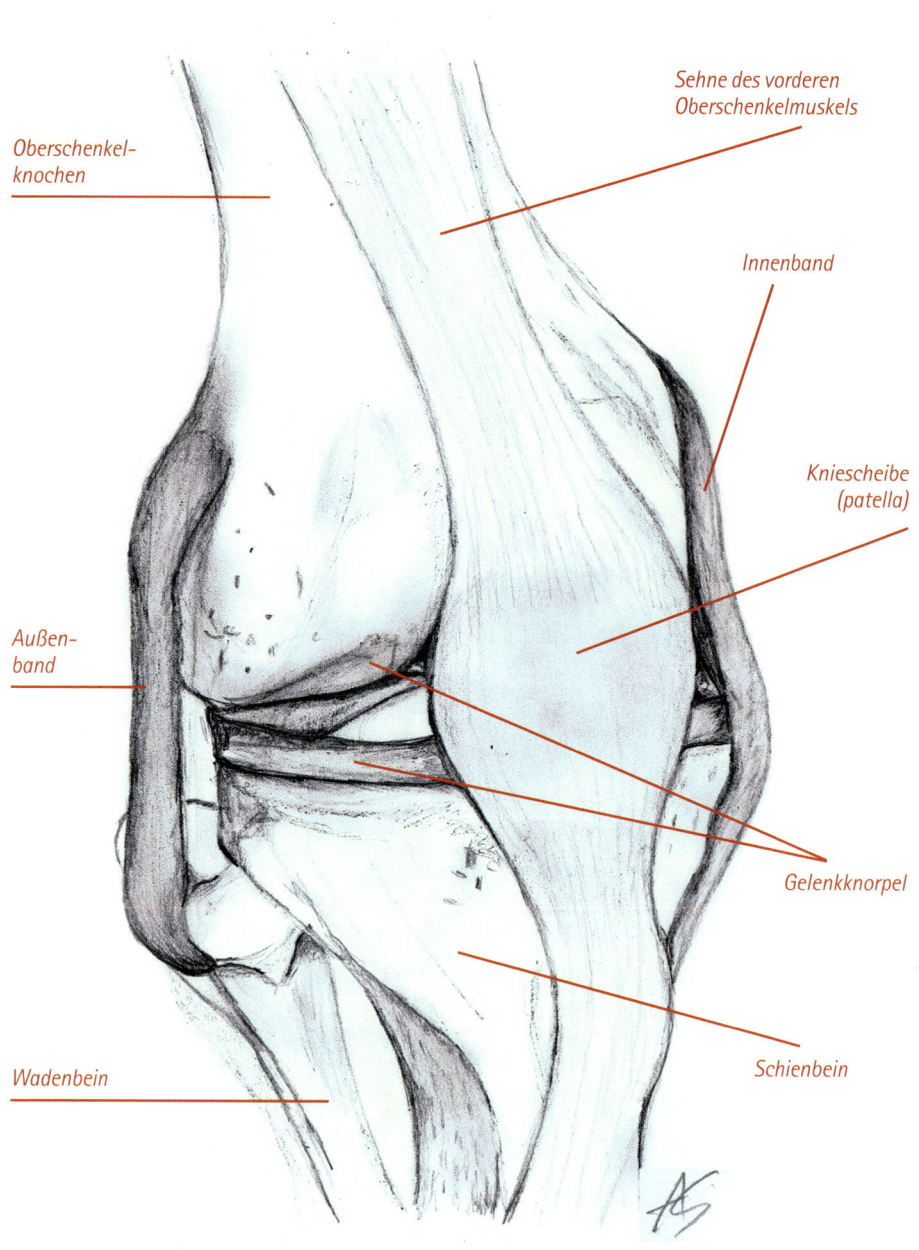

Oberschenkel-
knochen

Sehne des vorderen
Oberschenkelmuskels

Innenband

Kniescheibe
(patella)

Außen-
band

Gelenkknorpel

Wadenbein

Schienbein

Anatomie des Kniegelenks

Das Kniegelenk ist ein Dreh- und Scharniergelenk. Im Knie treffen vier Knochen aufeinander:
- der Oberschenkelknochen
- das Schienbein
- das Wadenbein und
- die Kniescheibe.

Damit diese Knochenenden bei Bewegung nicht aneinander reiben, ist ihnen bei einem gesunden Gelenk eine geschmeidige Knorpelschicht übergestülpt, die als Puffer und Stoßdämpfer dient. Solange dieser **Knorpel** durch Muskeln und Bänder gut geschützt ist und durch Gelenkschmiere auseichend ernährt wird, kann er jahrzehntelang seine wichtige Funktion erfüllen. Aber: Ähnlich wie die Nerven wächst Knorpel nicht nach und ist damit von Verschleiß bedroht.

Überall, wo Knorpelschichten Ihnen das Leben erleichtern, tickt also unweigerlich die Uhr. Sie haben es aber zumindest teilweise selbst in der Hand wie schnell, können sie teilweise sogar etwas zurückstellen. Immerhin.

Zahlreiche **Bänder** im und am Kniegelenk gewährleisten die nötige Stabilität in verschiedene Richtungen und dienen als Verstärkung der Kniegelenkkapsel. Außerdem verfügt das Kniegelenk über einen Innen- und Außenmeniskus sowie eine Anzahl von Schleimbeuteln.
Für die seitliche Stabilität sorgen die seitlichen Bänder (Außenband und Innenband). Sie beginnen jeweils an einer Seite am unteren Oberschenkel und enden am oberen Unterschenkel der gleichen Seite.
Ein Verschieben des Unterschenkels nach vorne verhindert **das vordere Kreuzband.** Das Verschieben des Unterschenkels nach hinten bremst und limitiert **das hintere Kreuzband.** Die Kreuzbänder liegen direkt dreidimensional im Kniegelenk. Beide Bänder sind extrem wichtig für die Stabilität des Gelenks.
Eine weitere Besonderheit des Kniegelenks sind die **Menisken**, die halbmondförmig zwischen Ober- und Unterschenkel liegen. Sie haben eine doppelte Aufgabe: den Ausgleich der Unebenheiten der Gelenkflächen und die Vergrößerung der Kontaktfläche der Gelenkpartner sowie eine Verbesserung der Gelenkstabilität. Dank ihrer besonderen Eigenschaften (Elastizität und Druckausgleich) fungieren sie auch als Stoßdämpfer zwischen den beiden Gelenkpartnern, dem Oberschenkelknochen und dem Schienbein.
All diese Bauteile müssen Sie nicht einzeln benennen können. Aber Sie sollten wissen, dass es sie gibt. Und dass Ihr Knie ein ziemlich komplexes Gebilde ist und deshalb hin und wieder ein paar Streicheleinheiten verdient hat. Weil es nämlich ohne nicht geht.

Bewegungsmöglichkeiten

Das Geniale am Knie besteht darin, dass es kein reines Scharniergelenk ist, sondern auch Drehbewegungen zulässt. Damit erlaubt Ihnen das Knie
- die Beugung (Flexion)
- die Streckung (Extension)
- die Innen- und Außenrotation.

Für Bewegungen im Kniegelenk brauchen wir verschiedene **Muskeln**. Jeder Muskel überbrückt zwischen „Ursprung" und „Ansatz" (Endpunkt) das Gelenk. Durch Anspannung ermöglichen die Muskeln in Kooperation mit anderen Körperteilen aktive Bewegungen.

Wichtige Muskeln des Kniegelenks sind

- die **Beuge**muskulatur (Flexoren) – auch „ischiocrurale Muskulatur" genannt
- M. biceps femoris (zweiköpfiger Beinmuskel), ein Muskel der aus zwei Teilen besteht. Der lange Teil entspringt am Sitzbeinhöcker, der kurze Teil am mittleren Teil der Oberschenkelrückseite und reicht bis zum Wadenbeinköpfchen am äußeren oberen Unterschenkel.
- M. semitendinosus und M. semimembranosus entspringen vom Sitzbeinhöcker des Beckens und reichen bis zur Innenseite des Schienbeins unmittelbar unterhalb des Kniegelenks.

Da diese drei Muskeln neben der Kniebeugung auch noch andere Funktionen haben (z. B. Hüftstreckung oder Knieinnen- und außenrotation), ist im Zusammenspiel ein hohes Maß an Koordination erforderlich.

- die **Streck**muskulatur (Extensoren)
- M. quadriceps femoris (vierköpfiger Oberschenkelmuskel), ein Muskel, der aus vier Teilen besteht.

- M. rectus femoris, beginnend am vorderen unteren Darmbeinstachel des Beckens über die Oberschenkelvorderseite
- M. intermedius, beginnend an der Oberschenkelvorderseite unter dem M. rectus femoris liegend
- M. vastus medialis, beginnend an der Oberschenkelinnenseite in Richtung Oberschenkelvorderseite
- M. vastus lateralis, beginnend an der Oberschenkelaußenseite in Richtung Oberschenkelvorderseite

Alle eingebundenen Streckmuskeln verlaufen über das Kniegelenk auf der Beinvorderseite und setzen an einer aufgerauten Stelle des Unterschenkelknochens an, der Tuberositas Tibiae.

Die Kniescheibe

Alle Muskeln des Streckapparates treffen an der Kniescheibe (Patella) zusammen. Sie ist an ihrer Innenseite ebenfalls mit Gelenkknorpel überzogen, was optimales Gleiten und Verschieben auf der Oberschenkelvorderseite ermöglicht.

Damit dient Ihre Kniescheibe als Umlenkrolle für die Zugkräfte der Streckmuskulatur und verbessert/vergrößert durch eine optimale Ausnutzung der Hebelverhältnisse den Wirkungsgrad des Knies.

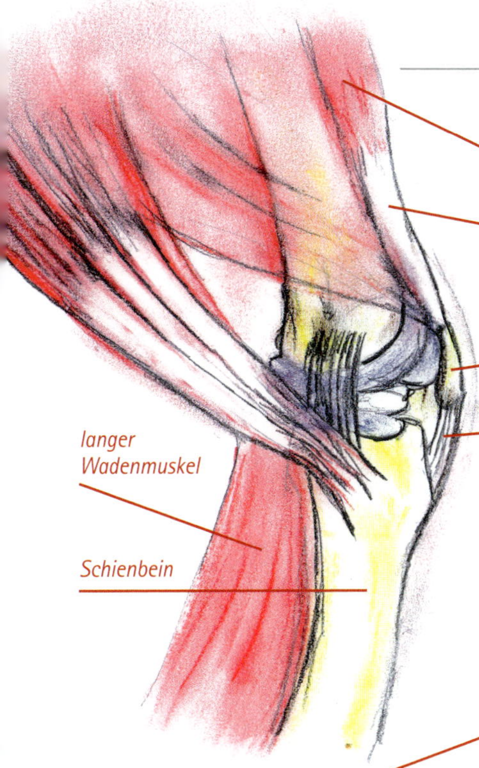

M.quadriceps

Sehne des M.quadriceps
(Oberschenkelstrecker)

Kniescheibe

Kniescheibenband

M.gracilis

langer
Wadenmuskel

Schienbein

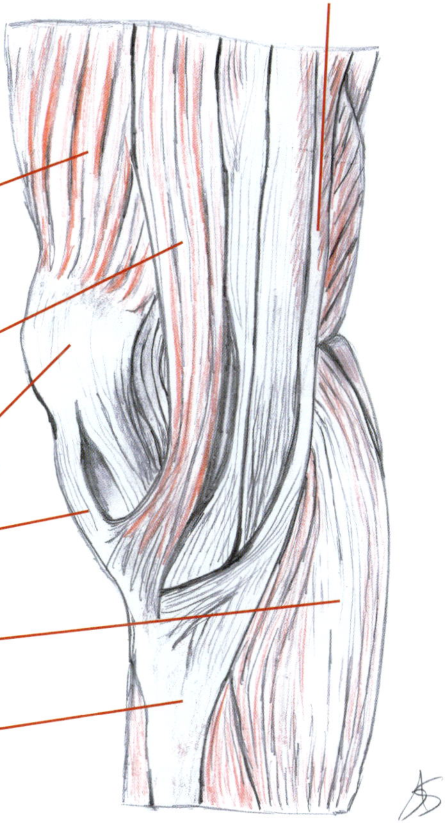

Oberschenkelstrecker
M.quadriceps femoris (M.rectusfemoris)

medialer Anteil des
M.quadriceps femoris
(M.vastus medialis)

Kniescheibe
patella

Kniescheibenband

langer Wadenmuskel

tuberositas tibiae
Rauigkeit am Schienbein

Probleme mit dem Kniegelenk

Häufige erste Anzeichen für (beginnende) Abnutzungsprobleme am Kniegelenk sind Schmerzen an der Innenseite des Kniegelenkspalts bzw. knapp ober- oder unterhalb der Kniegelenkinnenseite, da an dieser Stelle mehrere Muskeln, Bänder und Menisken ansetzen und reagieren.

Im Anfangsstadium spüren Sie einen Belastungsschmerz, zumeist wenn sie eine Treppe hinuntergehen oder bergab laufen. Dieser Belastungsschmerz kann sich im Laufe der Zeit zu einem Bewegungsschmerz mit Morgensteifigkeit bis hin zum Ruhe- und Nachtschmerz steigern. Einseitige Belastungen nach langem Stehen oder Sitzen mit gebeugtem Kniegelenk provozieren einen Anlaufschmerz.

Folgende **Warnsignale** sollten Ihnen zu denken geben:

- Nach einseitiger Belastung (Stehen oder Sitzen) tut Ihnen beim Aufstehen das Knie weh (Anlaufschmerz).
- Schmerzen haben Sie zunächst meist beim Bergabgehen oder beim Hinuntersteigen einer Treppe (Belastungsschmerz).
- Neben einer morgendlichen Steifigkeit weitet sich dieser Belastungsschmerz zu einem Bewegungsschmerz aus. Jetzt spüren Sie Ihr Knie bei jeder Tätigkeit bis hin zum ständigen Schmerz auch in Ruhe oder sogar nachts.

Hätten Sie gewusst ...

Pro Tag laufen wir durchschnittlich 4.000 bis 6.000 Schritte. In der Summe bedeutet dies, dass wir im Laufe des Lebens dreimal die Erde umrunden. Dabei beugen und strecken sich die Kniegelenke millionenfach und müssen auf Schritt und Tritt mindestens das Dreifache des Körpergewichts abpuffern.

Schmerz und Schwellung

Die Schmerzsymptome sind auf die Degeneration des Knorpels (Arthrose) aufgrund der übermäßigen Belastung bzw. der ungleichen Belastungsverteilung im Kniegelenk zurückzuführen. Dabei geht der Schmerz allerdings nicht vom (degenerierten) Knorpel aus. Quelle sind vielmehr die direkt unter dem Knorpel liegenden Bereiche, also jene Knochen, Menisken und Bänder, die ungepuffert den Belastungen nicht mehr standhalten können. Die Folge ist eine beginnende Entzündung.

Wie Sie das merken? Zu sehen sind in diesen Fällen häufig wiederkehrende oder dauerhaft anhaltende Schwellungen oder sogar Gelenk-

ergüsse. Durch die vermehrte Flüssigkeitsansammlung versucht der Körper die unzureichende Pufferfunktion von Menisken und Knorpel auszugleichen.

Deshalb führt der Facharzt bei vielen degenerativen Prozessen im Kniegelenk vor dem Gelenkersatz (OP) zunächst eine Arthroskopie durch, im Zuge derer Knorpel und Menisken geglättet werden. Dazu führt er durch einen schmalen, schnell wieder verheilenden Schnitt ein Instrument ein. Denn wo körpereigene Strukturen erhalten oder revitalisiert werden können, muss (noch) kein künstliches Gelenk (trotz aller Perfektion biologisch betrachtet ein Fremdkörper) implantiert werden. (Mehr zu diesem Thema im Experten-Interview mit Prof. Hessmann).

Knirschen im Gebälk:
Anzeichen für eine Arthrose im Knie

- Sie haben Schwierigkeiten, das Kniegelenk zu beugen oder zu strecken.
- Morgendliche Steifigkeit des Gelenks
- Bei Bewegung knirscht Ihr Knie verdächtig.
- Sie spüren Schmerzen bei Belastung.
- Nach längerem Sitzen spüren Sie eine Steife, die zunächst nach einigen Schritten wieder verschwindet (Anlaufschmerz).
- Knöcherne Deformierungen wie z. B. Wucherungen
- In fortgeschrittenem Stadium haben Sie auch im Ruhezustand Beschwerden/ Schmerzen.

Unfälle und Verletzungen

Ihr Knie ist nicht nur durch Verschleiß gefährdet. Viel Menschen „verdanken" ihre Kniebeschwerden auch einer Verletzung, in deren Folge sie oft über längere Zeit Beschwerden haben. Die häufigsten Verletzungen treten durch Verdrehen des Knies auf, besonders bei sportlicher Betätigung, aber auch bei Alltagsaktivitäten. Typische Verletzungen und Unfälle sind:

- Meniskusläsionen (Quetschungen oder Einrisse)
- Außenband- oder Innenbandrisse
- Vordere Kreuzbandruptur
- hintere Kreuzbandruptur
- Mischformen aus den oben genannten Verletzungen, z. B. Innenmeniskusriss-Innenbandriss-vorderer Kreuzbandriss

All diese Verletzungen entstehen durch plötzliche Gewalteinwirkung auf das Kniegelenk. Je kräftiger, stabiler, elastischer und koordinierter Ihr Kniegelenk ist, umso häufiger können Sie in solchen Grenzsituationen eine ersthafte Verletzung verhindern.

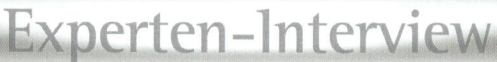

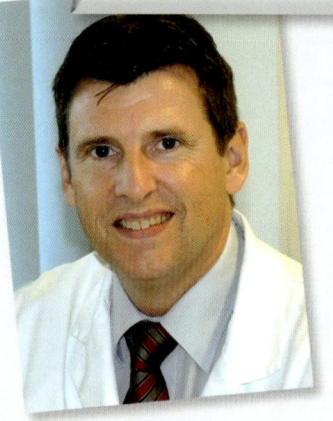

Bewegungstraining ist von großer Bedeutung

Im Gespräch:

Prof. Dr. med. Martin H. Hessmann

Direktor der Klinik für Orthopädie und Unfallchirurgie
am Klinikum Fulda

Hüft- und Knieoperationen scheinen zuzunehmen. Ist das so?

Die Fallzahl ist in den letzten 10, 20 Jahren stark gestiegen. Inzwischen ist sie aber tendenziell leicht rückläufig. Man muss aber auch nach dem Grund fragen. Arthrose, Schenkelhalsfraktur, Prothesenwechsel? Wechseloperationen werden zunehmen, denn seit Ende der 70er-Jahre sind sehr viele Prothesen implantiert worden.

Wie lange halten denn Hüft- und Knieprothesen?

Die durchschnittlichen Standzeiten der Prothese sind am Hüftgelenk etwas besser als am Kniegelenk. Sie liegen bei der Hüfte im Trend in Richtung 20 Jahre, beim Knie sind es etwa 15 Jahre. Aber das sind statistische Werte und es kommt immer auf den individuellen Fall an.

Wenn die Haltbarkeit begrenzt ist, hätten ja Strategien, die Operation hinauszuzögern – wie die Präventionsangebote der MHL Hüft- und Knieschule – durchaus ihre Berechtigung.

Der Zeitpunkt für die Implantation eines künstlichen Gelenks muss sorgfältig gewählt werden. In der Regel überlasse ich es dem Patienten selbst zu entscheiden, wann es Zeit ist. Nur er spürt den Schmerz und die Beeinträchtigung der Lebensqualität. Wir Mediziner können da nur beraten.

Sofern es medizinisch vertretbar ist und die Lebensqualität nicht allzu sehr eingeschränkt wird, macht es tatsächlich Sinn, die Indikation zum Hüft- oder Kniegelenksersatz nicht zu früh zu stellen. In solchen Fällen sind Bewegungsangebote unbedingt erforderlich.

Wenn mittel- bis langfristig ein Gelenkersatz angedacht wird, ist es auch für die postoperative Mobilität viel besser, wenn wir den Eingriff aus einem gut trainierten Zustand heraus unternehmen können. Je besser der Zustand der Muskulatur, desto schneller die postoperative Rehabilitation. Insofern sind präoperative Maßnahmen wie die Hüft- und Knieschule sowie physiotherapeutische Behandlungen sehr hilfreich.

Würden Sie Hüft- und Knieerkrankungen als Zivilisationskrankheiten bezeichnen, die etwas mit unserem zunehmend sitzenden Lebensstil zu tun haben?

Das sitzende Leben hat sehr wohl negativen Einfluss auf den Muskelstatus, auf die Gelenkbeweglichkeit und die Fitness insgesamt. Ich halte Bewegung für unbedingt erforderlich zur Muskelstabilisierung und zur Prophylaxe, zum Beispiel von Herz-Kreislauf Erkrankungen und Diabetes. Der Mensch ist nicht dafür gebaut, überwiegend zu sitzen.

Glauben Sie, dass regelmäßige Bewegung den Knorpelverschleiß aufhalten kann?

Die Ernährung des Knorpels ist komplex und das Regenerationspotenzial leider begrenzt.

Der Knorpel ist immer etwas unterdurchblutet, er kriegt seine Ernährung im Wesentlichen aus dem benachbarten Knochen oder direkt aus dem Gelenk. Die natürliche – nicht übermäßige – Belastung und Bewegung ist für die Vitalität und Widerstandsfähigkeit des Knorpels besonders wichtig. Keine Frage.

Vor diesem Hintergrund gibt es sicher gute Anknüpfungspunkte zwischen dem Facharzt und Operateur sowie dem Physiotherapeuten.

Auf jeden Fall. Die Koordination, das Reflextraining, der Muskelstatus sind für den Körper und die Gelenke zwingend notwendig.

Erstens zur Vorbeugung: Wenn die Muskulatur regelmäßig trainiert wird, kann der Zeitpunkt für einen künstlichen Gelenkersatz hinausgezögert werden. Weil die Defizite muskulär und gelenkmäßig besser kompensiert werden können.

Zweitens zur Vorbereitung von Patienten, die irgendwann operativ versorgt werden. Damit die Gelenke gut funktionieren, obwohl sie arthrotisch sind, so dass die Patienten anschließend schneller wieder auf die Beine kommen.

Genau das ist ja der Ansatz der MHL Hüft- und Knieschule.

Es gibt bewährte physiotherapeutische Verfahren, die bei einer Arthrose sehr hilfreich sind. Traktionsbehandlungen beim eingesteiften und kontrakten Gelenk führen dazu, dass die Gelenkbeweglichkeit wieder besser wird und sich auch der Schmerz reduziert. Insgesamt wird so aus einer grenzwertig stabilen Situation eine Situation, in der das Gelenk wieder belastbarer ist. Gezielte Übungen und Muskelaufbau sind sehr gut. Je früher, desto besser, also auch zur Prophylaxe.

Welche Rolle geben Sie denn solchen Übungen bei der Mobilisierung der Patienten nach der Operation?

Das wesentliche Ziel eines künstlichen Gelenkersatzes ist es, dem Patienten die Schmerzen zu nehmen sowie die Geh- und Stehfähigkeit wiederherzustellen, um ihm seinen Bewegungsradius wiederzugeben. Und da ist gezieltes Bewegungstraining natürlich von großer Bedeutung.

Stichwort Lebensqualität. Teilen Sie unsere Einschätzung, dass die Menschen heutzutage mehrheitlich auch nicht mehr bereit sind, Einschränkungen ihrer Beweglichkeit hinzunehmen? Sie wollen mobil sein und nötigenfalls eben auch mit künstlichen Gelenken. Weil sie noch viel vorhaben im Leben. Früher fühlte man sich mit 60 alt und sagte sich „Es geht halt nicht mehr". Heute ist das anders.

Ja, das stimmt. Wobei es die Endoprothetik natürlich auch noch gar nicht so lange gibt, erst seit den 60er-Jahren. Anfänglich waren die Patienten noch skeptisch. Inzwischen wird ihnen durch die vielen guten Ergebnisse und die langen Standzeiten die Angst genommen. Das sind inzwischen Routineeingriffe.

Die Leute werden immer älter. Sie sind im Alter gesünder und haben auch einen höheren Anspruch. Das merkt man überall. Frank Schirrmacher, einer der Herausgeber der FAZ, hat einmal gesagt, die Leute seien heute mit 70 oft fitter als Menschen, die vor 30 Jahren 50 Jahre alt waren. Sie wollen mehr und können auch mehr. Wenn sie Gelenkprobleme haben, sind sie nicht mehr bereit, das als schicksalhaft zu akzeptieren. Auch weil es heutzutage so gute physiotherapeutische und chirurgische Ansätze gibt.

Prof. Dr. med. Martin H. Hessmann, geboren in Gent/Belgien, studierte an der Universität Gent Medizin. Nach Abschluss des Studiums arbeitete er ab 1988 fünf Jahre lang in der Chirurgie eines großen Krankenhauses im belgischen Aalst. 1993 wechselte er an die Universitätsklinik der Philipps-Universität Marburg und beschäftigte sich hier u. a. intensiv mit dem Thema Unfallchirurgie und Orthopädie. 2003 habilitierte er zum Privatdozenten. Im Sommer 2008 wurde er zum Direktor der Klinik für Orthopädie und Unfallchirurgie des Klinikums Fulda berufen und 2010 von der Universität Mainz zum Professor ernannt. Prof. Hessmann ist Autor von ca. 100 wissenschaftlichen Publikationen und Herausgeber einer Zeitschrift für Orthopädie und Traumatologie. Seine besondere klinische Expertise liegt in der Behandlung von Unfallfolgen sowie der Endoprothetik am Knie- und Hüftgelenk.

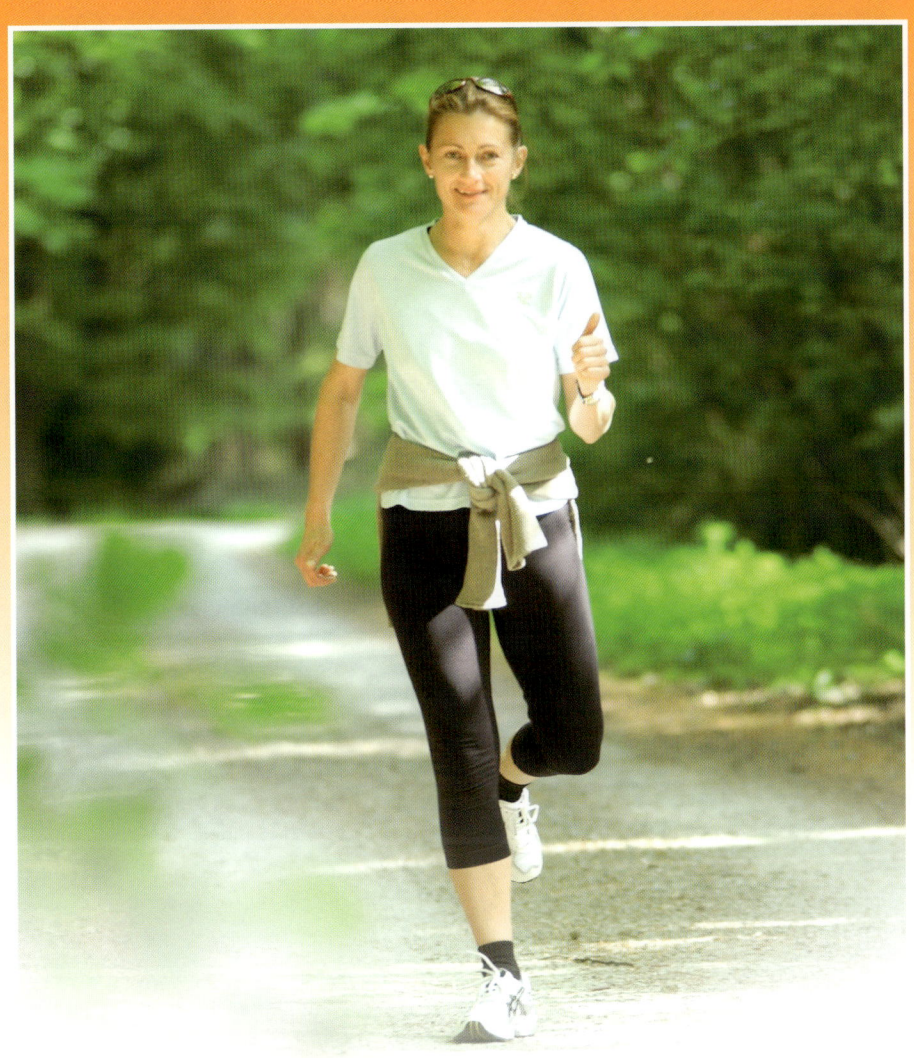

Bewegung
hilft

Leben ist Bewegung

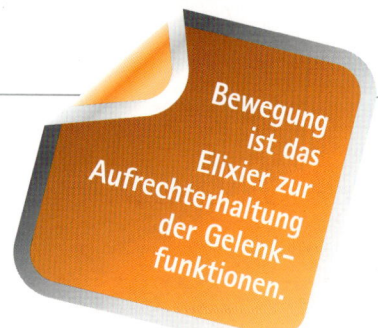

Bewegung ist das Elixier zur Aufrechterhaltung der Gelenk-funktionen.

Der menschliche Körper ist auf Bewegung ausgelegt. Ohne Bewegung sind sämtliche Gewebeformen des Körpers zum Abbau verurteilt – ob Muskeln, Kapsel-/Bandapparat, Gelenkknorpel, alles verliert bei Inaktivität an Substanz und schrumpft. Ob Sie es gerne hören oder nicht: Als „Couch-Potato" oder Sitzmuffel verkümmern auf Dauer wesentliche Teile Ihres Körpers. Das kann nicht in Ihrem Interesse sein, schon lange nicht, wenn Sie Hüft- und Knieprobleme befürchten oder schon haben.

Dennoch ist das moderne Leben nun einmal in vieler Hinsicht bewegungshemmend. Unsere Vorfahren haben sich ständig bewegen müssen. Bis zur Industrialisierung wurden nahezu alle Arbeiten mit schierer Muskelkraft erledigt. Wer von A nach B wollte und nicht das Privileg hatte ein Reittier zu besitzen oder in der Kutsche fahren zu können, der musste laufen. So wurden im Laufe eines Menschenlebens gewaltige Strecken zurückgelegt.

Inzwischen nehmen uns Maschinen und Geräte die meisten Arbeiten ab, und wenn wir irgendwo hin wollen, steigen wir ins Auto, in die Bahn oder ins Flugzeug. Die Folge: Unser Körper wird geschont. Wir sind nicht so frühzeitig „abgearbeitet" wie unsere Vorfahren. Das ist ein Gewinn.

Aber das permanente Schonen unterfordert unseren Bewegungsapparat sowie das Herz-Kreislauf-System. Und da sich viele Menschen körperlich kaum noch fordern und deshalb auch weniger Kalorien verbrennen, nehmen sie zu – was neue Probleme auslöst oder begünstigt. Kurzum: Bewegungsmangel ist medizinisch betrachtet auf ganzer Linie negativ. Wer so lebt, der lebt nicht „artgerecht".

Defizite ausgleichen

Das alles heißt nicht, dass wir zurückkehren sollten zum manuellen Wäschewaschen mit Waschbrett und Holzzuber, zum Sägen mit der Hand oder zur Getreideernte per Sense. Dennoch sollten wir uns Gedanken machen, wie wir das durch den modernen Lebensstil bedingte Bewegungsdefizit ausgleichen können. Das gilt ganz besonders für Menschen, deren Gelenke bereits Warnsignale aussenden.

Damit es klar ist: Auch wenn Sie zu den rund 15 Millionen Deutschen gehören, die an Arthrose leiden, heißt dies nicht, dass Sie sich schonen müssen, um weiteren Gelenkverschleiß zu verhindern. Das Gegenteil gilt: (Maßvolle) Bewegung wird Ihnen helfen. Denn in sehr, sehr vielen Fällen hat die Arthrose auch damit zu tun, dass der davon Heimgesuchte mit seinen Gelenken bislang nicht richtig umgegangen ist. Hier müssen Sie gegensteuern.

Das rechte Maß

Bewegungsarmut ist der erste Schritt hin zur Gelenkerkrankung. Aber wie viel Bewegung brauchen wir? Und welche Bewegungsform sollte man wählen?

Auf diese Frage gibt es keine pauschale Antwort. Für weitgehend gesunde Menschen empfehlen Sportmediziner fünfmal die Woche ca. 20 Minuten körperliche Aktivität. Als Minimum. Wenn man darüber hinaus noch sportlich aktiv ist, umso besser.

Menschen mit Hüft- und Knieproblemen, an die sich dieses Buch wendet, haben viel mehr Bewegungsoptionen als sie glauben. Leistungssport und Sportarten, welche die Gelenke in besonderer Weise beanspruchen sind eher nicht geeignet (z. B. Kontaktsportarten wie Fußball oder Sport mit schnellen Bewegungswechseln wie Tennis). Aber da bleibt noch genug Auswahl, wie der erfahrene Physiotherapeut Lutz Meissner im Interview ausführt (nächste Seite).

Versuchen Sie also zunächst etwas (mehr) Bewegung an der frischen Luft in Ihr Leben zu bringen, sozusagen als allgemeines Basisprogramm. Dann fällt Ihnen das Hauptprogramm umso leichter:

Im Praxisteil dieses Buches haben wir viele Dutzend Übungen mit den wichtigen Zielrichtungen für Sie zusammengestellt: (Re-)Mobilisierung, Stärkung und Vorbeugung.

Diese Kombination aus Bewegung im Alltag und systematischem Training mit unserem Übungsprogramm verschafft Ihnen einen Vorsprung an Vitalität. Ihre Gelenke freuen sich schon!

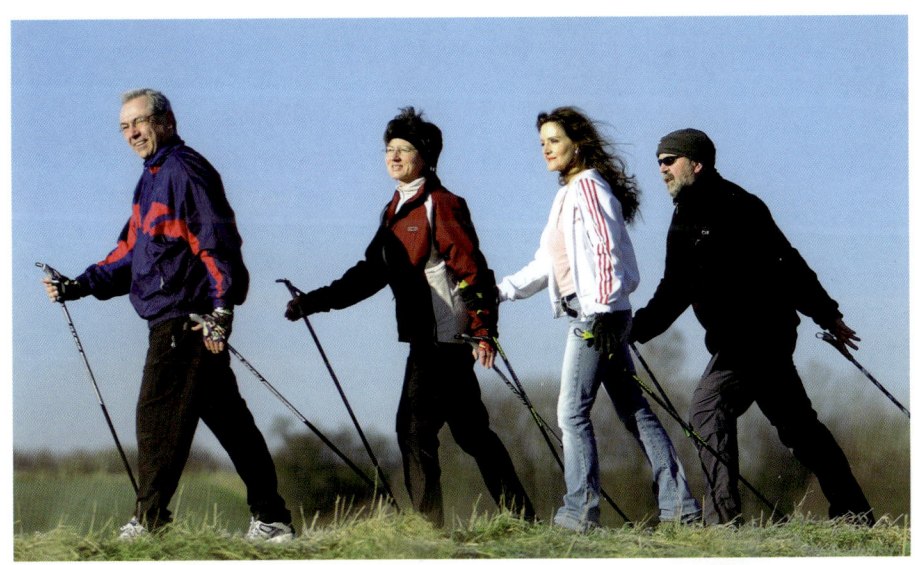

Drei Schritte zu mehr Mobilität

- Schauen Sie sich unsere Übungen an und probieren Sie sie aus.
- Stellen Sie sich dann Ihr individuelles Trainingsprogramm zusammen, mit jeweils drei Übungen aus jedem Bereich. Dieses Programm können Sie immer wieder neu variieren.
- Nehmen Sie sich für Ihre Hüft- und Knie-Übungen mindestens jeden zweiten Tag 15 Minuten Zeit. Diese Investition in Ihre Gesundheit wird sich für Sie rechnen.

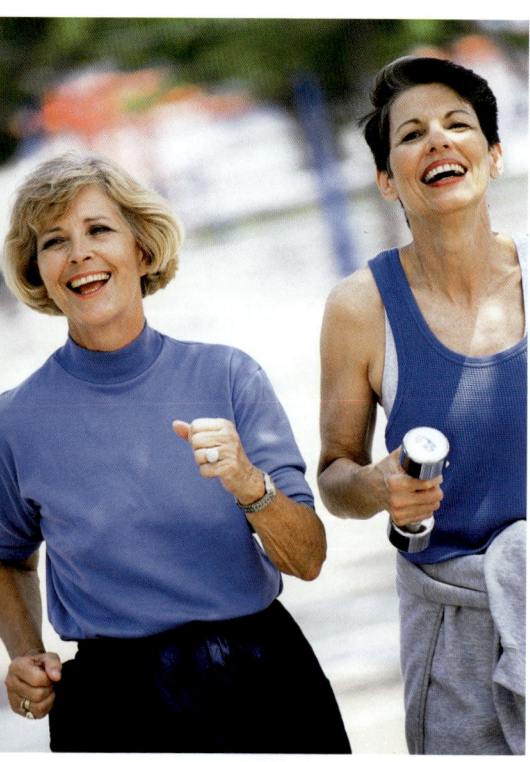

Mehr Bewegung im Alltag

Viele Menschen mit Arthrose haben gleichzeitig Übergewicht. Für sie ist Bewegung ganz besonders wichtig. Wenn Sie zu dieser Gruppe gehören, verzichten Sie deshalb hin und wieder auf Bequemlichkeiten und wählen Sie bewusst einen bewegungsintensiveren Weg – Ihrem Körper zu Liebe.

- Lassen Sie öfter mal das Auto stehen. Laufen Sie zum Bäcker oder Briefkasten und fahren Sie mit dem Fahrrad zur Massage.
- Ignorieren Sie in mehrstöckigen Gebäuden den Fahrstuhl oder die Rolltreppe und wählen Sie stattdessen die Treppe. Sie können sich ja Zeit lassen.
- Fegen Sie die Blätter im Hof mit dem Besen, statt mit dem „Föhn".
- Wenn Sie viel sitzen, stehen Sie zwischendurch einmal auf und gehen Sie ein paar Schritte. Insofern ist es gut, wenn sich nicht alles Wichtige in Griffweite befindet.
- Stellen Sie ein Trimmrad ins Fernsehzimmer und radeln Sie gemütlich, während Sie fernsehen.

Aber übertreiben Sie es nicht. Nur schmerzfreie Bewegung ist sinnvoll.

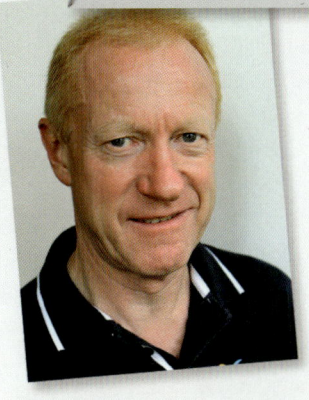

„Bewegung fängt im Kopf an"

Im Gespräch:
Lutz Meissner

Als Partner einer überregional renommierten physiotherapeutischen Praxis begegnet Lutz Meissner tagtäglich Menschen mit Hüft- und Knieproblemen. Auch bei der Mobilisation an Hüfte und Knie operierter Patienten leistet er mit seinem Team wertvolle Hilfestellung.

Von vielen Menschen mit Hüft- und Knieproblemen wird die Bedeutung regelmäßiger Bewegung unterschätzt. Heißt dies, dass die Betroffenen über den gelegentlichen Spaziergang hinaus Sport treiben können und sollen?

Ja, mit Betonung auf dem Sollen. Die Beeinflussung in den für uns interessanten Bereichen – Knochen- und Knorpel-Stoffwechsel – geschieht nur durch Bewegung, die dort Druck und Zug auslöst. Deshalb ist der Spaziergang zu wenig.

Schonung der betroffenen Gelenke ist also nicht angesagt.

Das Gegenteil gilt: Man muss belasten, einmal pro Tag jedes Gelenk bis an seine Grenze durchbewegen, in diesem Fall besonders Hüfte und Knie. Wir wissen aus der Osteoporose-Forschung: Nur durch Druck auf das Gelenk heilt der Knochen wieder. Die frühere Meinung, das Bein wird eingegipst und du liegst jetzt sechs Wochen im Bett, ist völlig überholt. Druck drauf! Dann ernähren sich der Knochen und der Knorpel von selbst und es kommt zu einer viel besseren Regeneration.

Welche Sportarten können Sie für unsere Zielgruppe empfehlen?

Mein Credo ist ein angepasster „Triathlon" – verteilt über die Woche. Am Tag A Radfahren in der Entlastung. Am Tag B Schwimmen oder Bewegung im Wasser, zum Beispiel Aqua-Gymnastik. Und am Tag C kann es eine Laufsportart, eine Spielsportart oder Gymnastik sein. Das Prinzip lautet also: Möglichst immer wechseln. Nicht zweimal hintereinander dieselbe Bewegungsform.

Beim Radfahren ist der Körper entlastet, obwohl er dabei immer in der gleichen Position ist. Die gebückte Haltung beim Rennfahren halte ich für weniger geeignet. Das gute alte Hollandrad mit hohem Sattel und hohem Lenker, auf dem man aufrecht sitzt, ist eigentlich ideal. Das entspricht dem heutigen Trekkingrad. Durch den Auftrieb im Wasser wird der Körper bekanntlich gewichtsmäßig entlastet. Man kann größere Schritte machen und in alle Richtungen gehen, auch rückwärts und seitwärts, im Kreis. Also immer möglichst mit Bodenkontakt, solange das schmerzfrei möglich ist.

Welchen Stellenwert würden Sie in diesem Zusammenhang dem Nordic Walking geben?

Nordic Walking ist ideal geeignet, maßvoll Druck auf die Gelenke zu geben. Warum?

Weil, wie beim Auto, der Vierradantrieb besser ist. Durch die Stöcke entlasten Sie den Körper. Sie bringen Druck weg von Wirbelsäule und Gelenk und trainieren 80 Prozent der Körpermuskulatur. Und die hilft auch der Hüfte und dem Knie. Deshalb hat Nordic Walking auch in der Reha hohen Stellenwert.

Apropos Gehen mit Stöcken: Wenn jemand mit einer Hüft- oder Knieproblematik in die Berge fahren will, lautet mein Rat: Aufwärts mit Stöcken, abwärts mit der Gondel.

Wie verhält man sich denn, wenn eine bestimmte Bewegung unangenehm ist oder sogar schmerzhaft? Beißt man dann die Zähne zusammen?

Der Schmerz ist der Warnschrei der Natur. Den darf man nie überhören. Die Belastung also immer so wählen, dass ich sie ohne Schmerz gut durchführen kann. Denn sonst verfällt der Körper in eine Schmerzschonhaltung. Er weicht aus – und eine solche falsche Bewegung schadet dann nicht nur dem ohnehin lädierten Gebiet, sondern auch dem restlichen Körper.

Das Motto lautet also: Alles in Maßen. Sind Wettkampfsportarten damit ungeeignet?

Wer etwa ein, zwei Jahre nach einer Hüft- oder Knieoperation schon wieder Marathon läuft, dem muss man sagen: Lass es lieber bleiben. Und auch von anstrengenden Tennisturnieren würde ich dieser Patientengruppe abraten.

Wie ist es mit Tanzen?

Wenn Rock'n Roll im Überwurf wegfällt, unbedingt. Kraft und Ausdauer werden beim Tanzen allemal trainiert, am wertvollsten ist für mich aber die Koordination. Die Tänzer bewegen sich dreidimensional in alle Richtungen. Kombiniert mit den Diagonalen im Körper. Spiralförmig. Das ist ideal. Weil das Gelenk dann nicht einseitig durch immer dieselben Stöße belastet wird, wie etwa beim Marathon, sondern es werden ständig andere Punkte angesprochen.

Jetzt haben wir über bewusste Bewegung gesprochen, für die man sich extra Zeit nimmt. Gibt es auch Möglichkeiten zusätzlich Bewegung in den Alltag zu bringen?

Auf jeden Fall. Man hat in nahezu jeder Situation die Möglichkeit, sich jede Stunde ein, zwei Minuten zu bewegen. Zum Beispiel indem man vom Schreibtisch aufsteht, etwa beim Telefonieren. Man kann auch mal auf einem Bein stehen und die Zähne putzen. Oder über einen Ausfallschritt die Muskulatur in Dehnung bringen. Oder man geht während des Gesprächs auf die Fußspitzen und trainiert so die Waden. Sport fängt immer im Kopf an. Wenn das Thema Bewegung einmal „oben" angekommen ist, kann man den Sport durch Aktivitäten des täglichen Lebens wunderbar vorbereiten.

Ihre These ist also, dass Sport in Maßen Menschen mit akuten Hüft- und Knieproblemen gut tut. Wirkt das dann auch prophylaktisch? Beugt jemand, der sich regelmäßig sportlich betätigt, Hüft- und Knieproblemen vor?

Die Menschen werden immer größer und immer älter. Wenn ich durch regelmäßigen Sport und Bewegung zusätzlichen Knorpel aufbaue und meine Muskeln stärke, wird mir das später helfen. Wenn Sie drei Millimeter Knorpel haben, dauert der Abbau länger als bei nur einem Millimeter. Also: Bewegung hilft und Sie können gar nicht früh genug damit anfangen.

Lutz Meissner absolvierte eine Ausbildung zum Physiotherapeuten (KG/PT) sowie zahlreiche Fortbildungen. Seit 1976 arbeitet er als selbstständiger Krankengymnast/Physiotherapeut in Fulda und ist Partner der Praxis Meissner, Helmkamp, Lindemann mit zwei Standorten in Fulda.
Lutz Meissner war viele Jahre lang Leiter der Arbeitsgemeinschaft Sportmedizin im Deutschen Verband für Physiotherapie und Referent an der Trainerakademie in Köln. Er betreute zahlreiche in- und ausländische Fußballmannschaften und Einzelsportler und fungierte bis 1998 als Betreuer der Junioren Nationalmannschaft des Deutschen Leichtathletik Verbands (DLV). LM ist ein gefragter Fachreferent und Motivator.

Und jetzt
sind Sie dran!

- ▮ Übungen zum Dehnen
- ▮ Übungen zur Mobilisation
- ▮ Anleitungen zum
  Beinachsen-Training
- ▮ Übungen für Kraft
  und Stabilisation
- ▮ Übungen für Koordination
  und Gleichgewicht

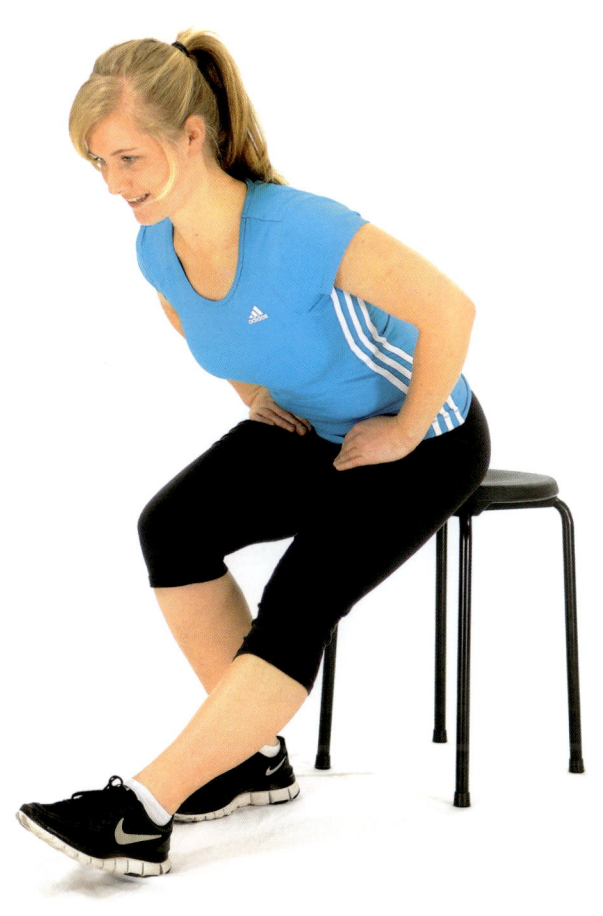

Übungen zum Dehnen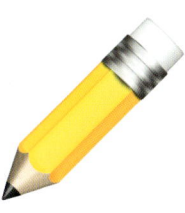

Immer schön locker:

Übungen zum Dehnen

Warum soll man Muskeln dehnen?

Die Antwort auf diese Frage ergibt sich aus dem physiologischen Aufbau. Ein Muskel besteht aus zwei Gewebeformen:

a) der „kontraktilen" (anspannenden) Substanz
b) sowie elastischem und kollagenem Bindegewebe, der sogenannten Grundsubstanz (Matrix)

Um die elastischen, kollagenen Fasern des Muskelgewebes optimal funktionsfähig zu erhalten, ist es wichtig, die Muskulatur regelmäßig zu dehnen. Die kontraktilen Elemente (also die anspannende Struktur des Muskels) wird davon nicht beeinflusst.

Unterbleibt eine solche Beanspruchung, kommt es zu einem Elastizitätsverlust des Gewebes. Folge: eine Verkürzung und Verhärtung der Muskeln. Eine Muskelverkürzung führt unweigerlich zur Fehlbelastung der Gelenke und somit zu beschleunigtem Verschleiß. So ist eine Arthrose vorprogrammiert – und damit schmerzhafte Begleiterscheinungen wie geschwollene Gelenke.

Ähnlich wie das tägliche Putzen der Zähne sollte also auch eine regelmäßige Dehnung der Muskeln auf dem Wartungsprogramm für Ihren Körper stehen.

Wichtig:

Um die Elastizität des Muskels zu steigern, muss jede Dehnung lange gehalten werden. Für unsere Übungen empfehlen wir jeweils mindestens 60–90 Sekunden. Je länger Sie dehnen, desto effektiver die Wirkung.

Regelmäßige „Muskelpflege"

➤ fördert die Durchblutung der Muskulatur
➤ verbessert damit die Ernährung der Muskeln
➤ erhöht die Elastizität der bindegewebigen Anteile des Muskels
➤ erhält und verbessert die Beweglichkeit der Gelenke
➤ verhindert muskuläre Dysbalancen durch Erhalt der Menge an Grundsubstanz in der elastischen Muskelstruktur

Übung 1: Dehnung der Oberschenkelrückseite in Rückenlage

Ausgangsstellung

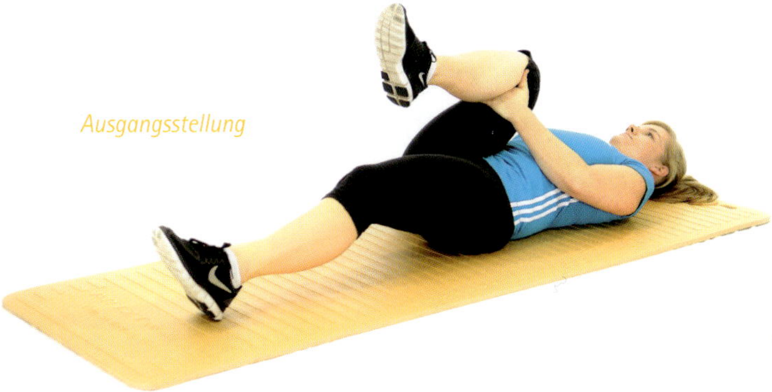

Endstellung

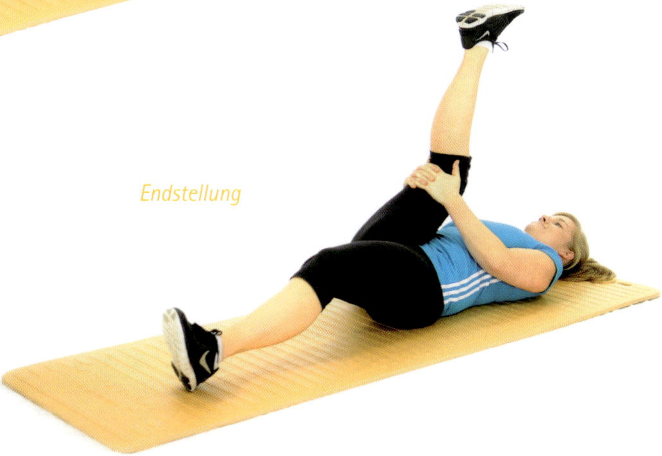

Sie liegen in Rückenlage, ein Bein ist leicht angebeugt. Das zu dehnende Bein wird am Oberschenkel umfasst und zum Bauch herangezogen. Das Kniegelenk bleibt weitgehend gestreckt, bis Sie die Dehnung als Spannung im hinteren Oberschenkel spüren. (Die Muskeln, die sich hier melden, heißen „Kniebeuger" und „Hüftstrecker".)

Ziel:

Wenn Sie diese Übung regelmäßig machen, werden Hüft- und Kniegelenk entlastet und es fällt Ihnen leichter, sich zu Ihren Schuhen oder zum Boden herabzubeugen.

Übung 2: **Dehnung der Oberschenkelrückseite im Sitz**

Ausgangsstellung

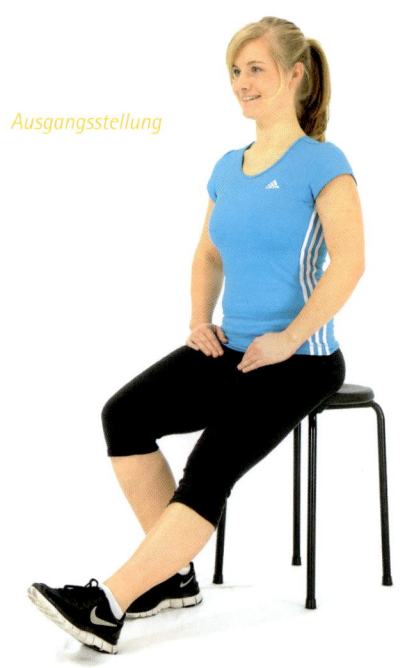

Endstellung

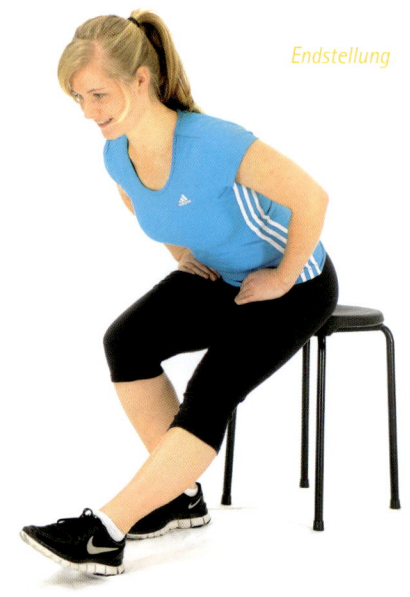

Dies ist eine Variante zu Übung 1, falls es Ihnen Schwierigkeiten bereitet, sich auf den Boden zu legen.

Sie sitzen im vorderen Bereich des Stuhls. Achten Sie auf eine aufrechte Sitzhaltung (Beckenkippung, Brustbein zur Decke, gerade Position der Wirbelsäule)

Stellen Sie das zu dehnende Bein nach vorne ab. Neigen Sie den Oberkörper mit unverändert geradem Rücken nach vorn, bis es an der Rückseite des Oberschenkels spannt.

Ziel:

Wenn Sie diese Übung regelmäßig machen, werden Hüft- und Kniegelenk entlastet und es fällt Ihnen leichter, sich zu Ihren Schuhen oder zum Boden herabzubeugen.

Übung 3: Dehnung der Oberschenkel–/Beckenaußenseite im Stand

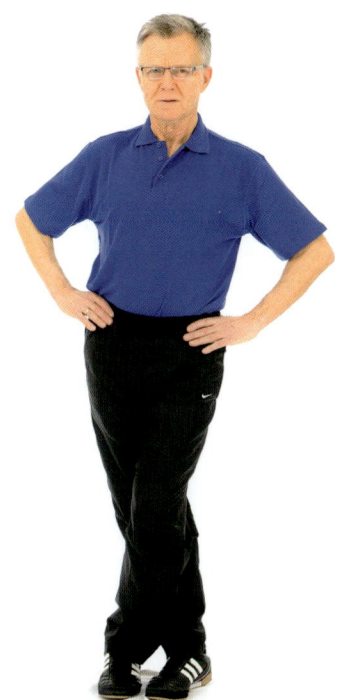 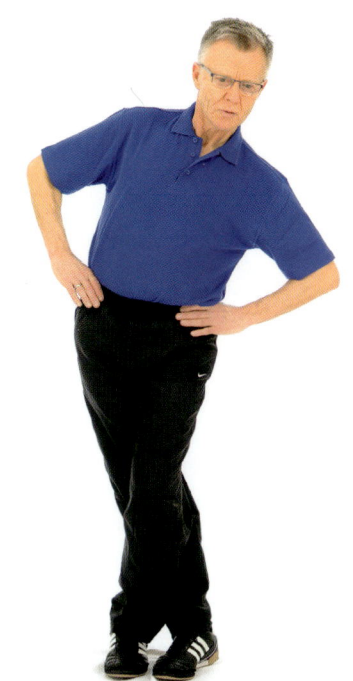

Sie stehen mit überkreuzten Beinen, das zu dehnende Bein ist das hintere.

Neigen Sie nun den Oberkörper zur Gegenseite des zu dehnenden Beines. Schieben Sie das Becken seitwärts nach außen, bis Sie ein ziehendes Gefühl im seitlichen Bereich des Oberschenkels/Rumpfes spüren.

Ziel:

In diesem Muskel-Sehnen-Bereich ist bei Knie- und/oder Hüftproblemen oft eine zu hohe Spannung, was z. B. zu deutlichen Knieschmerzen führen kann. Dem wird durch diese Dehnung entgegengearbeitet.

Übung 4: Dehnung der Oberschenkel-/Rumpfaußenseite im Liegen

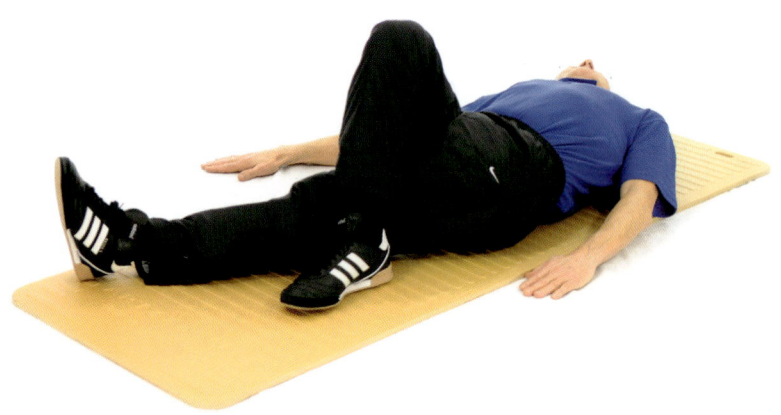

Legen Sie sich auf den Rücken. Das zu deh-nende Bein ist gestreckt, das andere Bein mit gebeugtem Knie aufgestellt.

Legen Sie das gestreckte Bein weit nach innen und stellen Sie das angebeugte Bein darüber (s. Bild). Ihr Oberkörper neigt sich zur Gegen-seite, ohne zu verdrehen. Sie spüren die Deh-nung im Bereich des seitlichen Oberschenkels/ Rumpfes.

Ziel:

Bei regelmäßiger Ausführung erleichtert diese Übung Ihnen z. B. das Ein- und Aussteigen ins Auto oder das Hinlegen oder Aufstehen vom Bett.

Übung 5: Dehnung der Oberschenkel-Innenseite im Sitz auf dem Boden

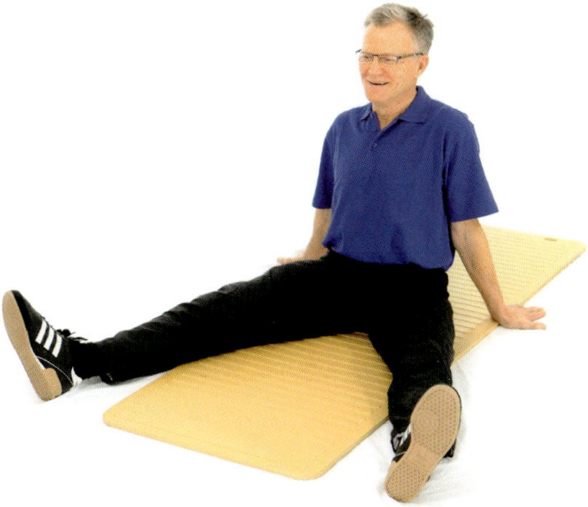

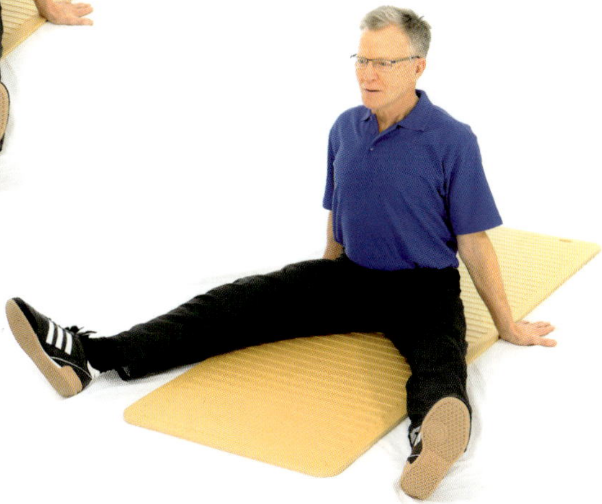

Sie sitzen in breiter Grätsche am Boden und stützen sich hinter dem Körper mit den Händen ab.

Kippen Sie das Becken nach vorn und richten Sie den Oberkörper auf, bis die Dehnung an der Innenseite der Oberschenkels zu spüren ist.

Ziel:

Bei regelmäßiger Ausführung erleichtert diese Übung Ihnen z. B. das Ein- und Aussteigen ins Auto oder das Hinlegen oder Aufstehen vom Bett.

Übung 6: **Dehnung der Oberschenkel-Innenseite im Sitz**

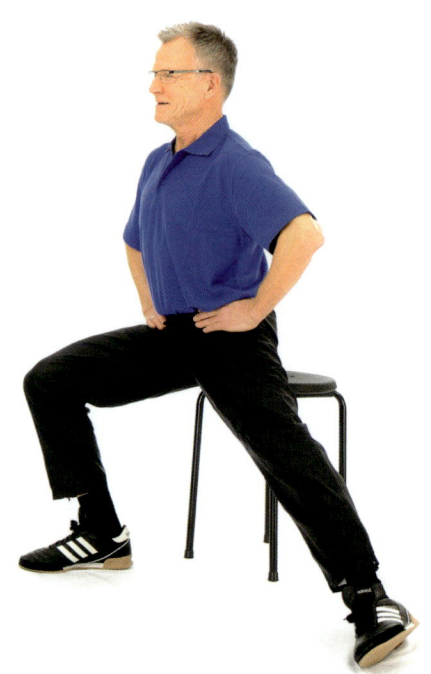

Dies ist eine Variante zu Übung 5, wenn Sie nicht mehr gut auf den Boden kommen.

Sie sitzen im vorderen Bereich des Stuhls. Achten Sie auf eine aufrechte Sitzhaltung (Beckenkippung, Brustbein zur Decke, physiologische Stellung der Wirbelsäule).
Stellen Sie das zu dehnende Bein (mit der Ferse) vor sich auf den Boden und spreizen sie es seitwärts ab. Die Fußspitze soll weiterhin nach vorne zeigen. Der Oberkörper wird mit gerader Wirbelsäule durch Hüftbeugung nach vorne geneigt, bis es in der Innenseite des Oberschenkels zieht.

Ziel:
Bei regelmäßiger Ausführung erleichtert diese Übung Ihnen z. B. das Ein- und Aussteigen ins Auto oder das Hinlegen oder Aufstehen vom Bett.

Übung 7: Dehnung der Außenrotatoren des Hüftgelenks

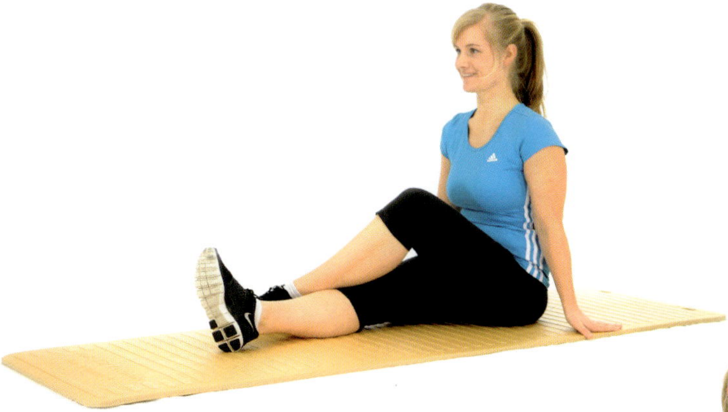

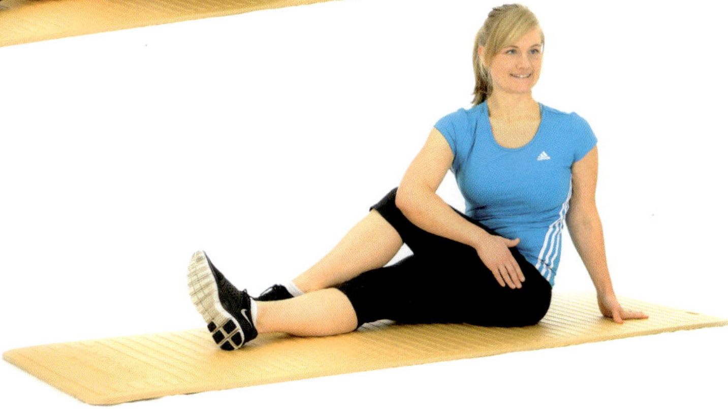

Sie sitzen im Langsitz am Boden. Beide Beine sind gestreckt, der Oberkörper ist aufrecht. Das zu dehnende Bein wird angewinkelt und über dem ausgestreckten anderen Bein (außen auf Höhe des anderen Kniegelenks) mit dem Fuß auf dem Boden abgestellt. Die entgegengesetzte Hand fasst das zu dehnende Bein an der Außenseite am Knie.

Drehen Sie den aufrechten Oberkörper zur Seite des zu dehnenden Beines. Dabei drücken Sie das Knie zur Gegenseite, bis es an der Hüftaußenseite und im Gesäßbereich zieht.

(Variante im Liegen: Das zu dehnende Bein wird in Hüfte und Knie 90° angewinkelt und mit der diagonalen Hand nach innen geführt, bis die Dehnung im Gesäß spürbar ist.)

Ziel:

Durch die Dehnung der Außenrotatoren verhindern Sie die frühzeitige Abnutzung des Hüftgelenks.

Übung 8: Dehnung des Hüftbeugemuskels in der Leistenregion

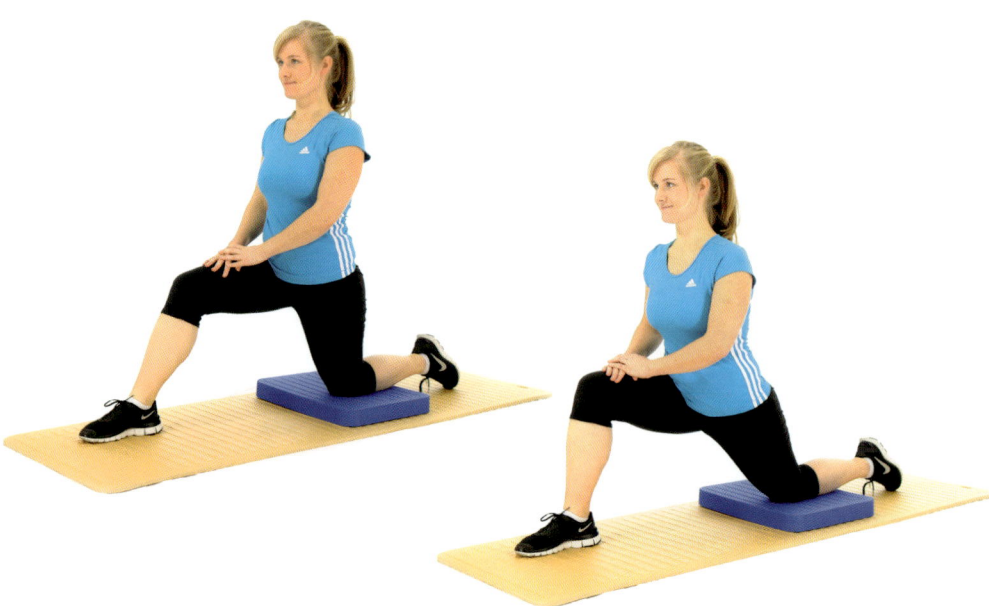

Gehen Sie in den Einbeinkniestand. Sie knien auf dem zu dehnenden Bein (Hüftgelenk in der Streckung), das andere steht weit vorn mit dem Fuß auf dem Boden (Hüft- und Kniegelenk gebeugt).
Schieben Sie nun den Oberkörper in aufrechter Haltung nach vorne, bis in der Leiste des knienden Beines die Dehnung zu spüren ist.

Ziel:
Die Hüftstreckung wird verbessert und damit unter anderem das Gangbild des Übenden.

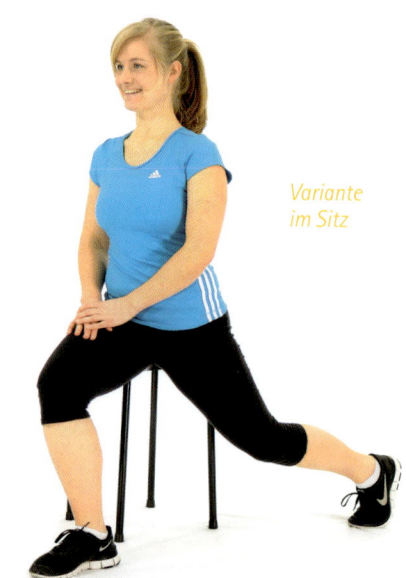

Variante im Sitz

Übung 9: **Dehnung der Oberschenkelvorderseite in Seitenlage**

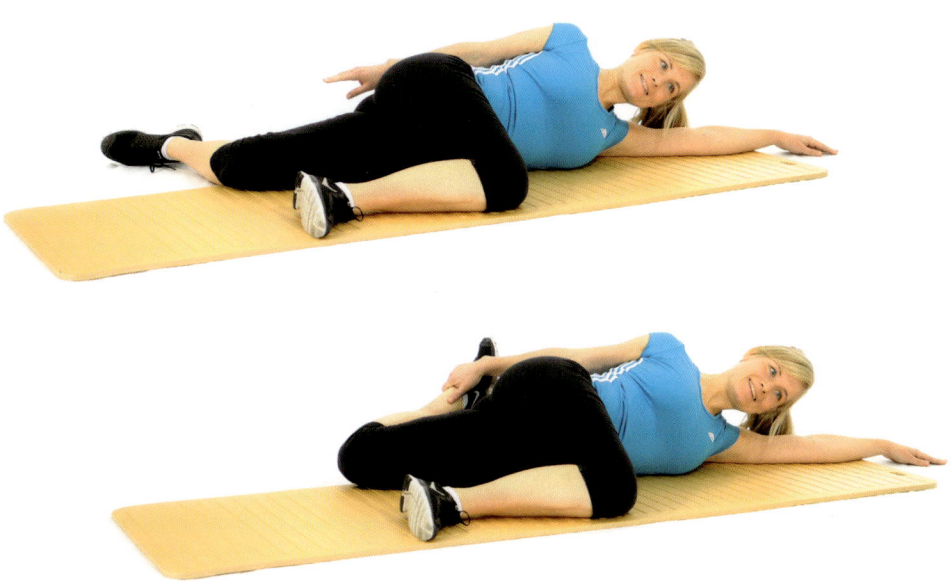

Sie liegen auf der Seite. Das obere Bein befindet sich 90° gebeugt vor dem Körper.
Nun fassen Sie das untere Bein oberhalb des Sprunggelenks und ziehen die Ferse in Richtung Gesäß, bis Sie die Spannung in der Oberschenkelvorderseite spüren.

Ziel:
Da bei 80 Prozent der Menschen diese Muskelgruppe verkürzt ist, ist diese Dehnung besonders wichtig. Sie beugen sowohl einer Knie- als auch einer Hüftarthrose vor.

Übung 10: Dehnung der Oberschenkelvorderseite in Bauchlage

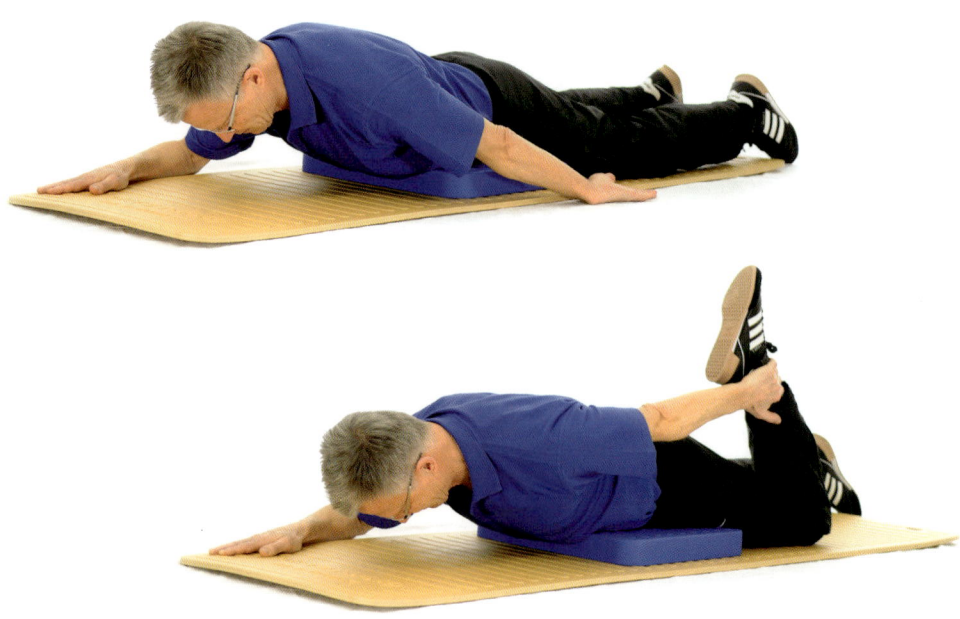

Legen Sie sich auf den Bauch. Ihr zu dehnendes Bein ist im Kniegelenk gebeugt. Falls das Kniegelenk stark in der Beugung eingeschränkt ist oder schmerzt oder wenn der Muskel sehr verkürzt ist, können Sie sich mit einem Handtuch behelfen. Dieses legen Sie um den Unterschenkel und ziehen ihn so zu sich heran.

Ziehen Sie mit der Hand an der Fessel (bzw. mit Hilfe des Handtuchs) das zu dehnende Bein weiter Richtung Gesäß in die Kniebeugung, bis im vorderen Oberschenkel ein Ziehen zu spüren ist.

Ziel:
Da bei 80 Prozent der Menschen diese Muskelgruppe verkürzt ist, ist diese Dehnung besonders wichtig. Sie beugen sowohl einer Knie- als auch einer Hüftarthrose vor.

Übung 11: Dehnung der Wadenmuskulatur

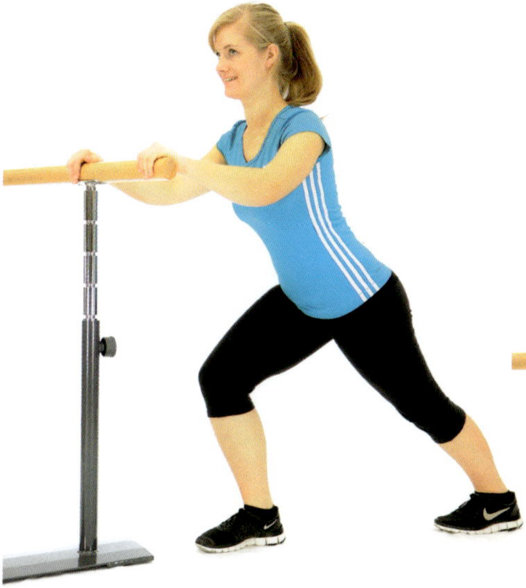

Dehnung des langen Wadenmuskels

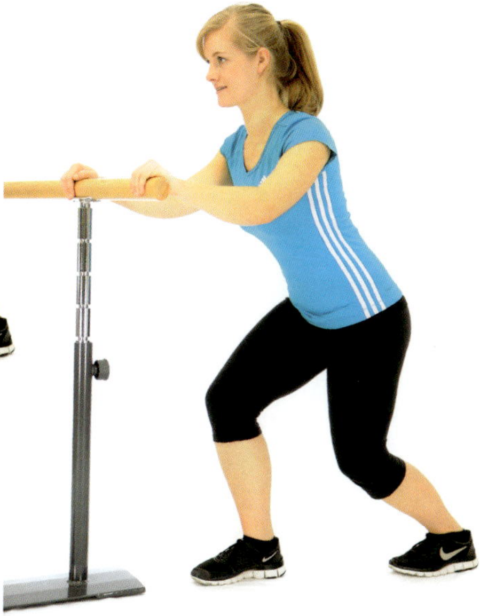

Dehnung des kurzen Wadenmuskels

Gehen Sie in die Schrittstellung und stützen Sie sich ruhig ab. Das zu dehnende Bein steht hinten auf dem ganzen Fuß. Nun geben Sie Druck auf die Ferse. Sie spüren, wie die gesamte Wade unter Spannung gerät. So dehnen Sie den langen Wadenmuskel. Wenn Sie nun auch das hintere Bein beugen, dehnen Sie die kurze Wadenmuskulatur. Die Spannung verlagert sich automatisch mehr in Richtung Achillessehne und Ferse.

Ziel:

Verbesserung der Beweglichkeit im Sprunggelenk und im Knie. Entlastung des gesamten Beines.

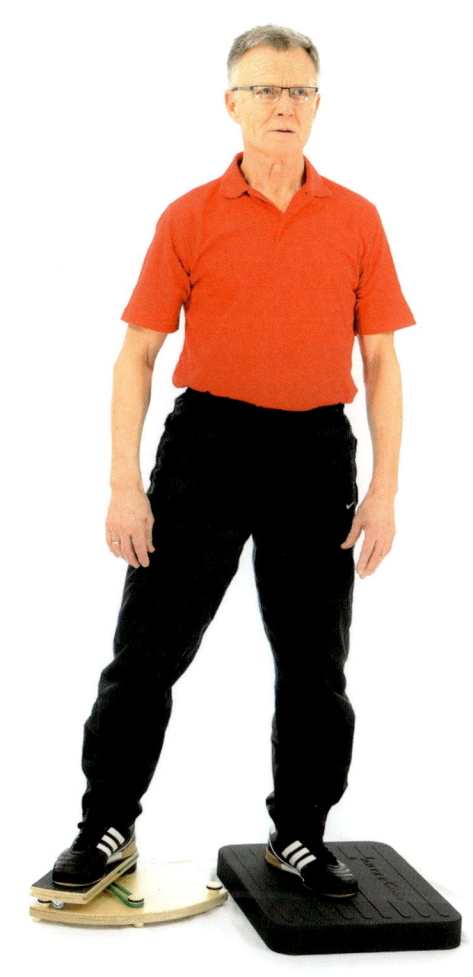

Übungen
zur Mobilisation

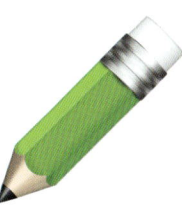

Was rastet, das rostet:

Übungen zur Mobilisation

Warum ist die Mobilität der Gelenke so wichtig?

Jeder Mensch möchte sich möglichst beschwerdefrei bewegen. Das setzt bewegliche Gelenke voraus. Beim Knie müssen die Ober- und Unterschenkel mitspielen, bei der Hüfte Becken und Oberschenkel.

Ein Gelenk ist dann mobil, wenn Knorpel, Kapsel, Bänder und Gelenkschmiere gut durchblutet und gut ernährt sind. Das ermöglicht störungsfreie Abläufe bei der Bewegung. Nur so kann das Gelenk seine Aufgaben im Alltag optimal bewältigen. „Ernährt" wird das Gelenk über das Blut, welches wichtige Stoffe (z. B. Eiweiß) dahin transportiert, wo sie gebraucht werden. Durch die Mobilisation der Gelenke wird auch die Produktion von Gelenkflüssigkeit angeregt. Diese wird benötigt, um die Gelenkpartner gleichmäßig zu belasten und unnötige Reibung zu verhindern.

Ein bewegliches Gelenk entlastet die Nachbargelenke, sorgt für harmonische und gleichmäßige Bewegungsabläufe und verhindert so eine Überbelastung von Knorpel und Knochen.

Ist ein Gelenk in seiner Beweglichkeit eingeschränkt, verschleißt es wesentlich schneller. Auf die Dauer führt Immobilität unweigerlich zu Arthrose.

Mobilisation

bedeutet Erhalt und Verbesserung der Beweglichkeit. Mobilisationsübungen schmieren das Gelenk, indem sie die Produktion von Gelenkschmiere und Knorpelaufbau anregen.

Die folgenden Übungen verfolgen ein **gemeinsames Ziel:** Sie verbessern allesamt die Grundbeweglichkeit in Hüft- und Kniegelenken. Dabei werden alle für das jeweilige Gelenk möglichen Bewegungsrichtungen (wie Beugung und Streckung, Innen- und Außendrehung, Ab- und Anspreizen der Beine) geübt.

Bitte beachten Sie: Im Gegensatz zu den Dehnungsübungen, bei denen man die Spannung eine gewisse Zeit halten soll, ist bei den Mobilisationsübungen eine häufige, rhythmische Abfolge wichtig.

Übung 1: Mobilisation der Hüft- und Kniegelenke in Beugung und Streckung (Flexion und Extension)

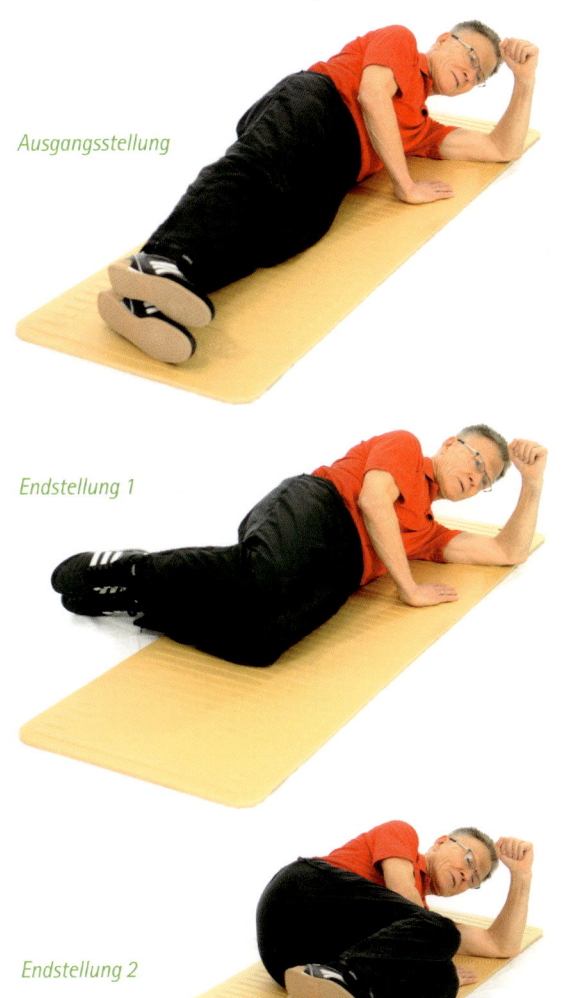

Ausgangsstellung

Endstellung 1

Endstellung 2

Sie liegen auf der Seite, beide Beine gestreckt übereinander.

Bewegen Sie nun beide Fersen in Richtung Gesäß (1: Kniegelenksbeugung bei gleichzeitiger Hüftgelenksstreckung). Anschließend ziehen sie die Knie zum Bauch (2: Hüftgelenksbeugung) und bringen sie rhythmisch und gleichmäßig wieder zurück in die Ausgangsstellung.

Übung 2: Wechselseitige Mobilisation von Hüft- und Kniegelenk

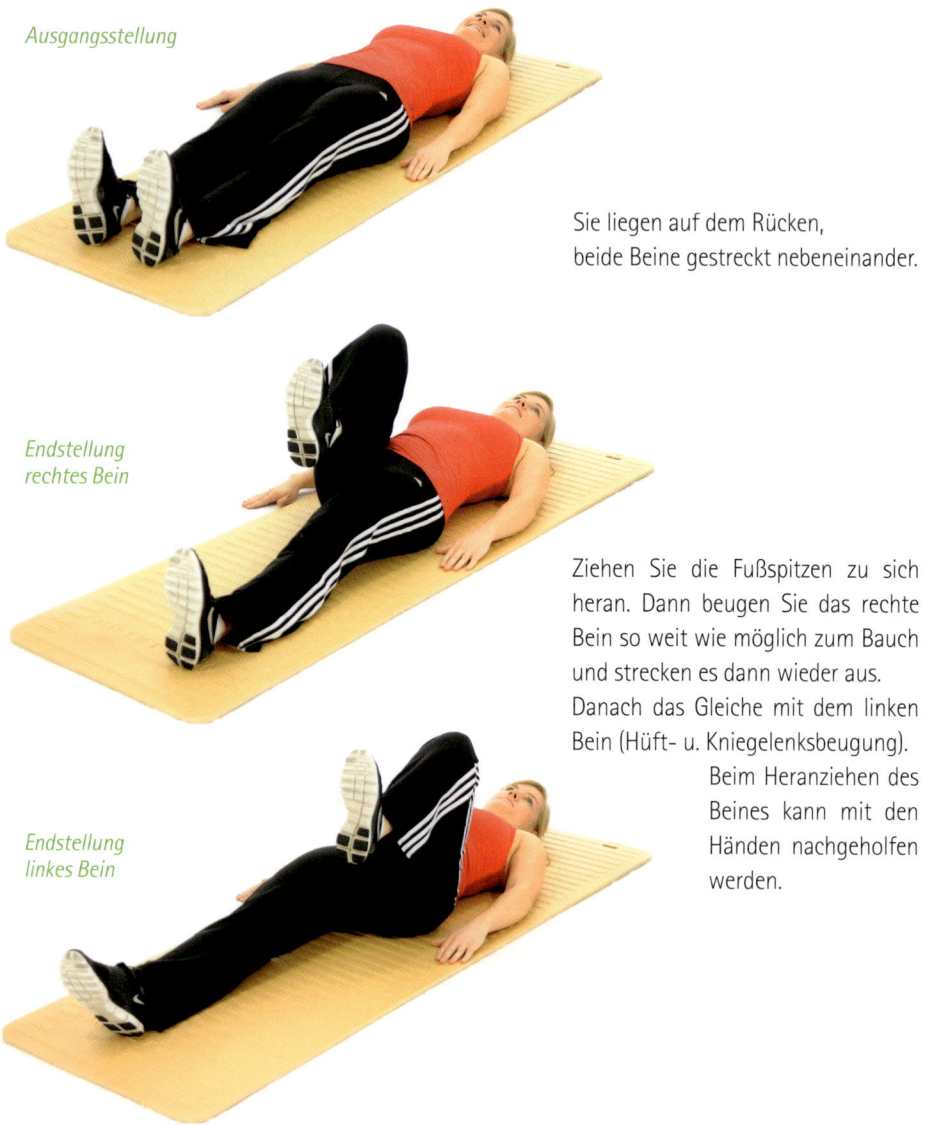

Ausgangsstellung

Sie liegen auf dem Rücken,
beide Beine gestreckt nebeneinander.

*Endstellung
rechtes Bein*

Ziehen Sie die Fußspitzen zu sich
heran. Dann beugen Sie das rechte
Bein so weit wie möglich zum Bauch
und strecken es dann wieder aus.
Danach das Gleiche mit dem linken
Bein (Hüft- u. Kniegelenksbeugung).

*Endstellung
linkes Bein*

Beim Heranziehen des
Beines kann mit den
Händen nachgeholfen
werden.

Übung 3: Mobilisation der Hüftgelenke in Abduktion/Adduktion (Abspreizen/Anspreizen)

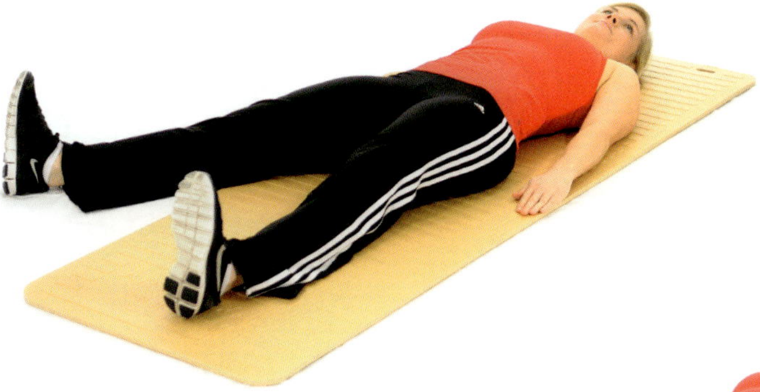

Endstellung rechts

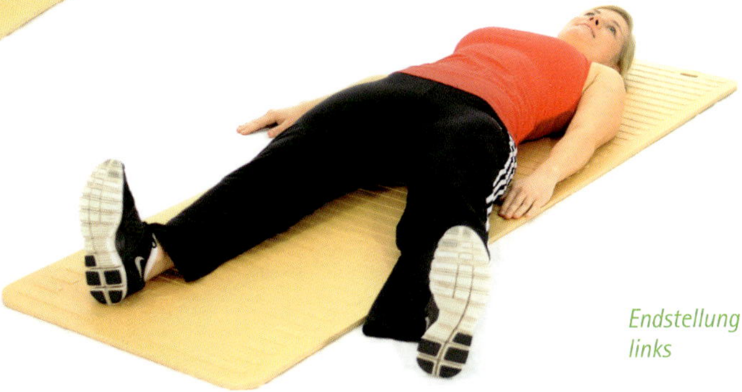

Endstellung links

Sie liegen auf dem Rücken, beide Beine gestreckt nebeneinander.

Ziehen Sie die Fußspitzen zu sich heran. Nun gibt ein Bein Druck auf die Unterlage, das andere wird nach außen abgespreizt. Das Bein bleibt dabei gerade, die Kniescheibe zeigt bei der Bewegung zur Decke (Hüftabduktion). Danach das Gleiche mit dem linken Bein. Es können auch beide Beine gleichzeitig nach außen bewegt werden (auf der Unterlage entlang wischen).

Übung 4: Mobilisation der Kniegelenke in Flexion/Extension (Beugung/Streckung) in Bauchlage

Ausgangsstellung

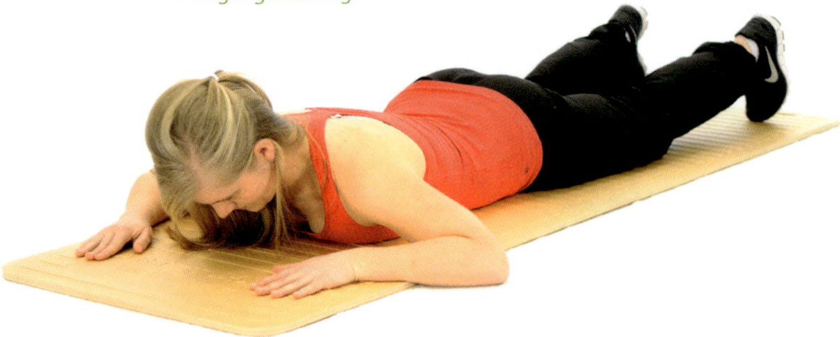

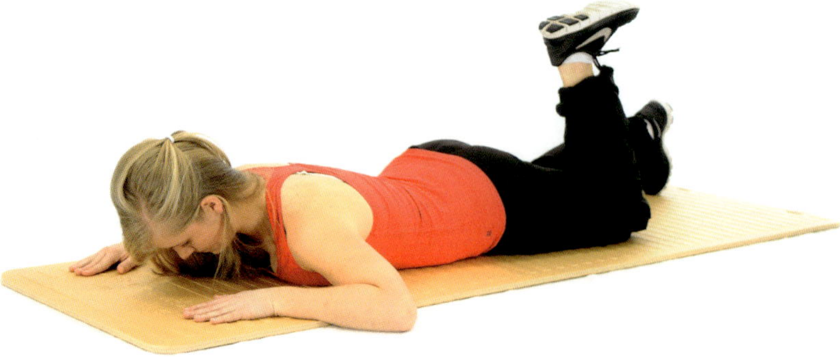

Endstellung

Sie liegen auf dem Bauch, beide Beine gestreckt nebeneinander.

Bewegen Sie nun ein Bein mit der Ferse voran in Richtung Gesäß (Kniegelenksbeugung) und strecken Sie es anschließend wieder aus. Dabei werden die Zehenspitzen aufgestellt und das Kniegelenk von der Unterlage abgehoben (Kniegelenksstreckung). Danach das Gleiche mit dem anderen Bein.

Übung 5: Mobilisation der Hüftgelenke in Außen-/Innenrotation in Bauchlage

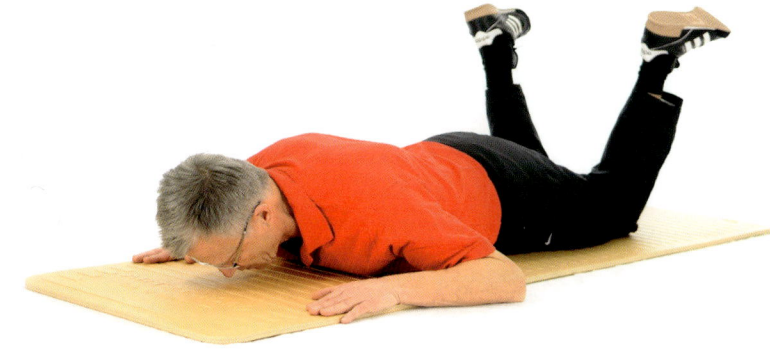

Innenrotation

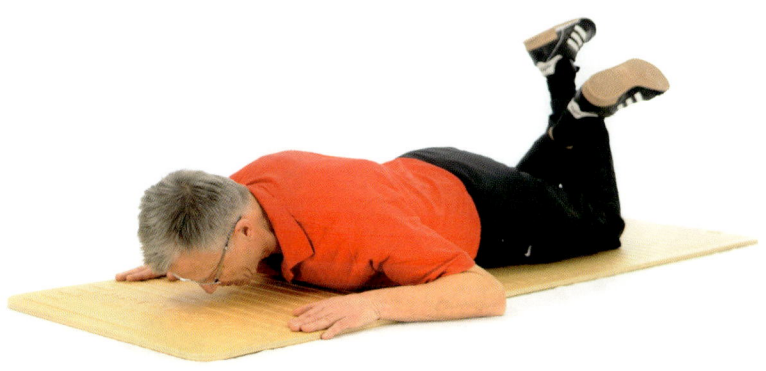

Außenrotation

Sie liegen auf dem Bauch, beide Beine gestreckt nebeneinander.

Beugen Sie nun beide Knie auf 90°. Nun werden die Unterschenkel erst nach **außen** bewegt (Hüftinnenrotation) und anschließend nach **innen,** sodass sich beide Unterschenkel überkreuzen (Hüftaußenrotation).

Übung 6: Mobilisation der Hüftgelenke in Innen-/Außenrotation im Stand auf dem FLOWIN

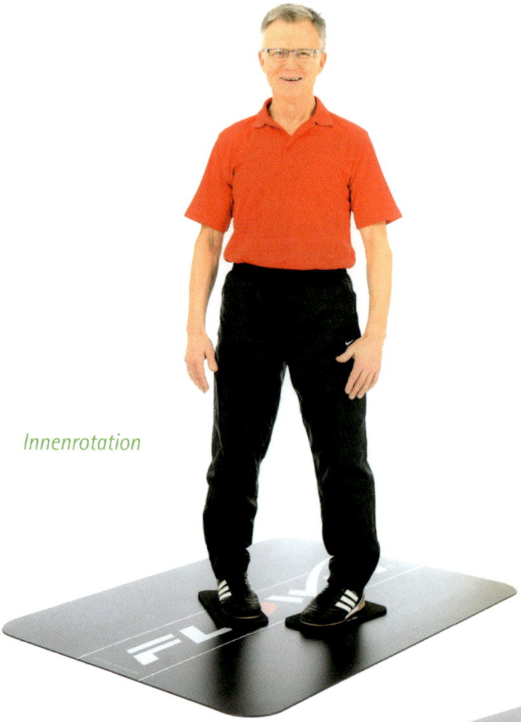

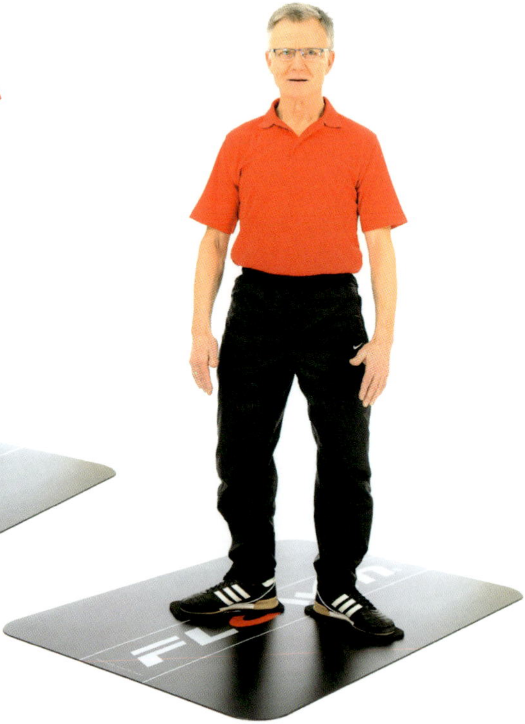

Außenrotation

Innenrotation

Stellen Sie sich auf das **FLOWIN,** das Körpergewicht ist gleichmäßig auf beide Beine verteilt.

Sie stehen mit beiden Beinen auf den Fuß-Pads. Über diese Filzscheiben können Sie nun die Füße auf der glatten Unterlage nach **innen** (Hüftinnenrotation) und **außen** (Hüftaußenrotation) drehen. Wenn Sie möchten, können

Sie das auch nacheinander machen, also erst mit dem einen und dann mit dem anderen Bein.

Tipp:
Diese Übung lässt sich mit Teppichresten als Fußunterlage auch hervorragend auf Parkettboden ausführen.

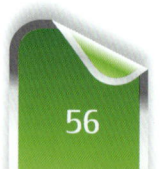

Übung 7: **Mobilisation der Hüftgelenke in Innen-/Außenrotation im Stand mit dem PhysioFlip**

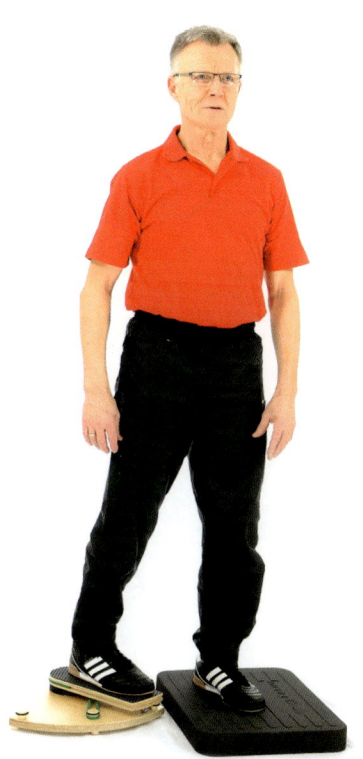

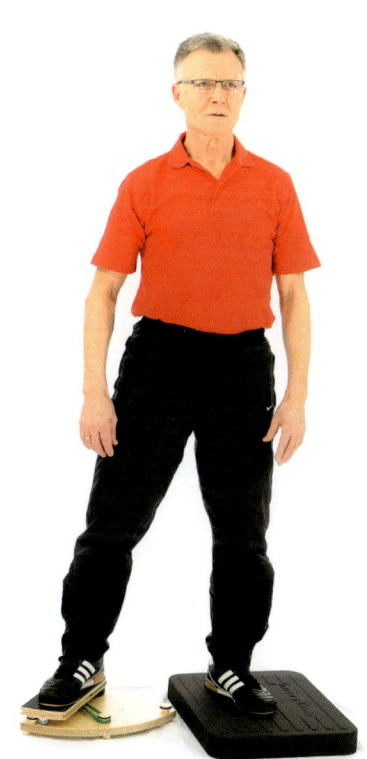

Die gleiche Übung wie Übung 6, jetzt aber mit dem **PhysioFlip.** Mit diesem Übungsgerät können Sie die Rotationsbewegungen des Beins sehr gut gegen Widerstand trainieren.

Übung 8: Mobilisation der Kniegelenke in Innen-/Außenrotation im Sitz mit dem Physio-Flip

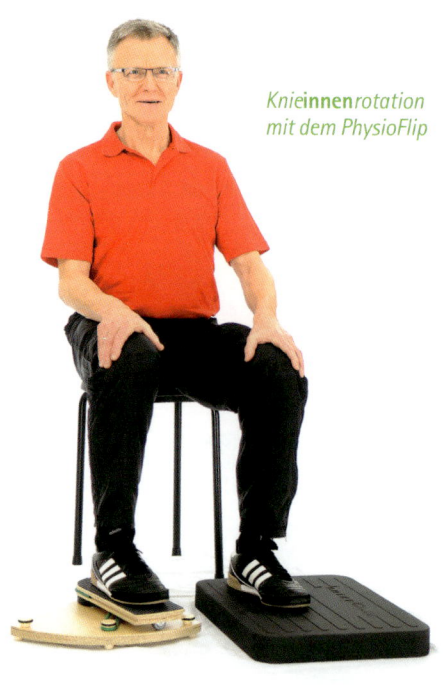

*Knie**innen**rotation mit dem PhysioFlip*

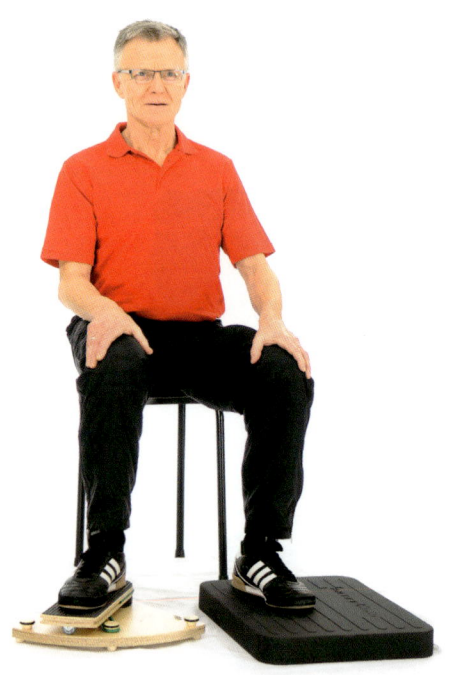

*Knie**außen**rotation mit dem PhysioFlip*

Sie sitzen auf dem vorderen Drittel eines Hockers oder Stuhls.

Das rechte Bein steht mit ca. 90° Beugung auf dem **PhysioFlip.** Nun drehen Sie den Fuß mit dem Unterschenkel nach innen und nach außen. Danach das Gleiche mit dem linken Bein.

Übung 9: Mobilisation der Kniegelenke im Sitz auf dem Gymnastikball in Beugung und Streckung

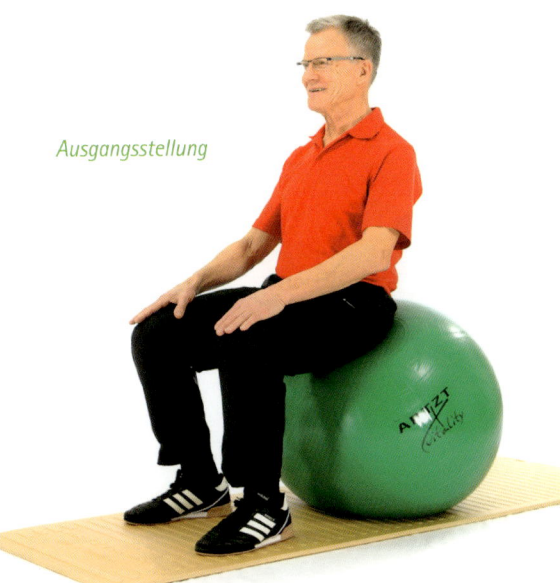

Ausgangsstellung

Sie sitzen auf dem Gymnastikball, die Hüft- und Kniegelenke ca. 90° gebeugt.

Rollen Sie nun den Ball über den Druck der Beine nach hinten, sodass beide Kniegelenke gestreckt werden. Anschließend rollen Sie soweit wie möglich nach vorne, um beide Kniegelenke zu beugen.

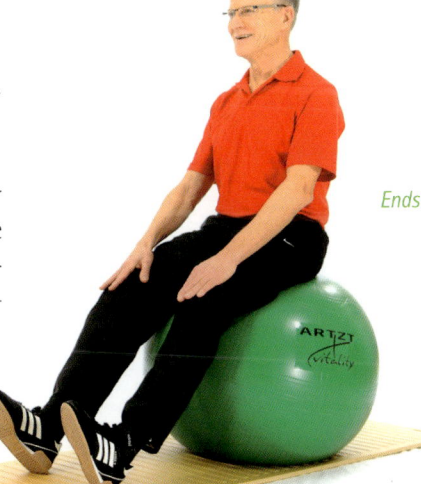

Endstellung

Übung 10: Mobilisation der Kniegelenke in Rückenlage mit dem Gymnastikball in Beugung und Streckung

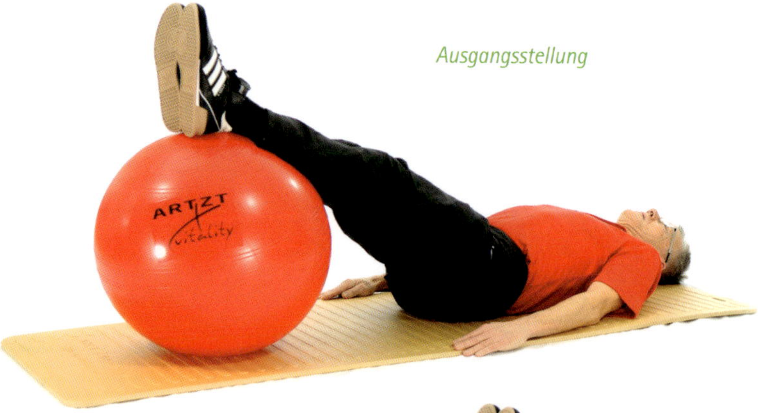

Ausgangsstellung

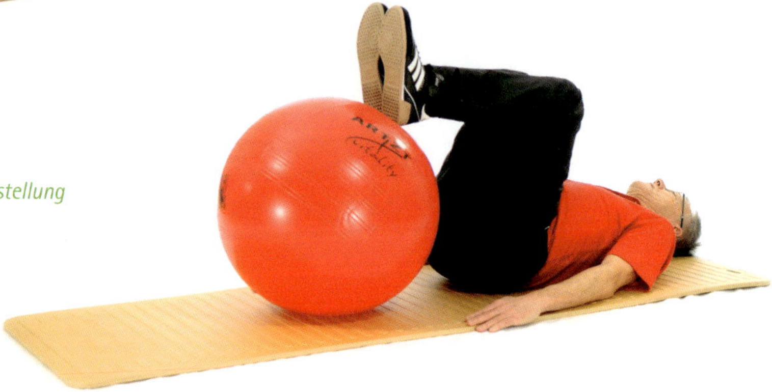

Endstellung

Sie nehmen die Rückenlage ein, die Beine liegen gestreckt nebeneinander auf dem Gymnastikball.

Ziehen Sie nun beide Beine zum Körper heran, sodass der Ball mit nach hinten rollt (Kniegelenksbeugung). Anschließend werden beide Beine wieder in die Ausgangsposition gestreckt (Kniegelenksstreckung).

Extra-Tipp: Mobilisation der Knie- und Hüftgelenke mit dem NuStep

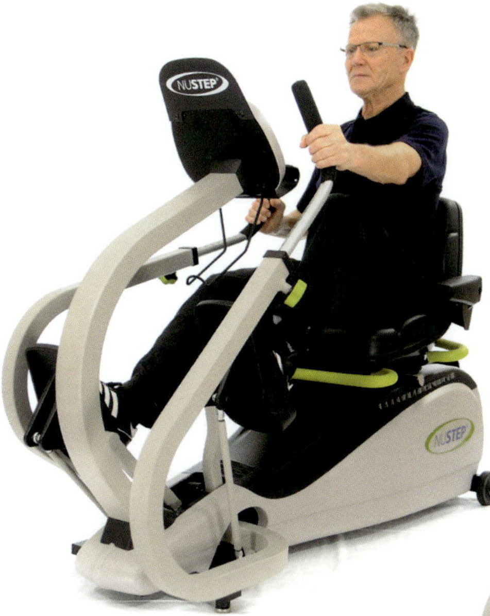

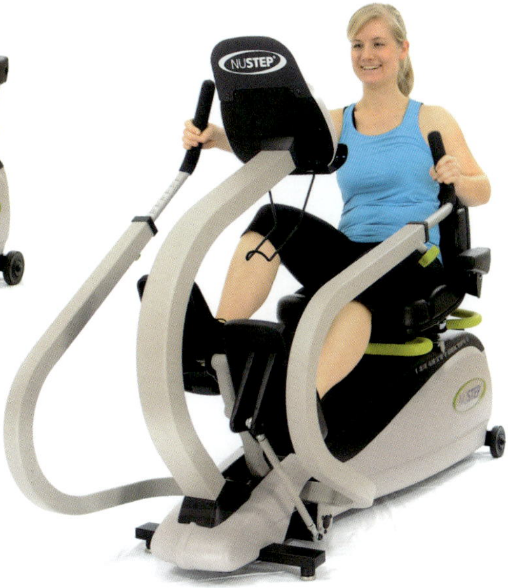

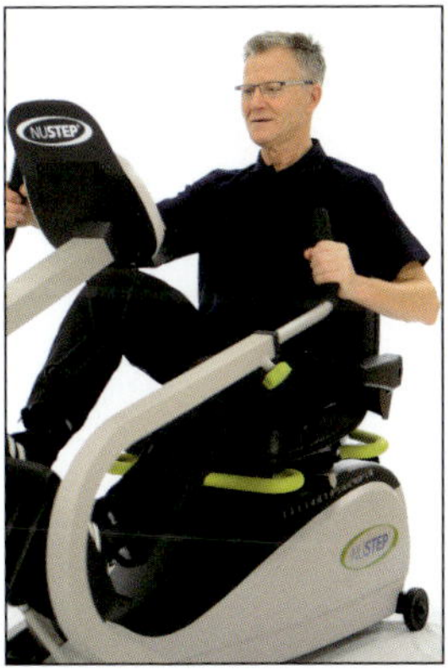

Mit dem **NuStep** trainieren Sie automatisch sehr vielseitig. Zum einen werden Oberkörper und Beinmuskulatur auf Kraftausdauer trai-

niert. Durch das wechselseitige Beugen und Strecken sowohl der Hüft- als auch der Kniegelenke ist dieses Gerät besonders gut für eine hubfreie und damit entlastende Bewegungsverbesserung in beiden Gelenken geeignet. Sie finden den NuStep in vielen fortschrittlichen Praxen.

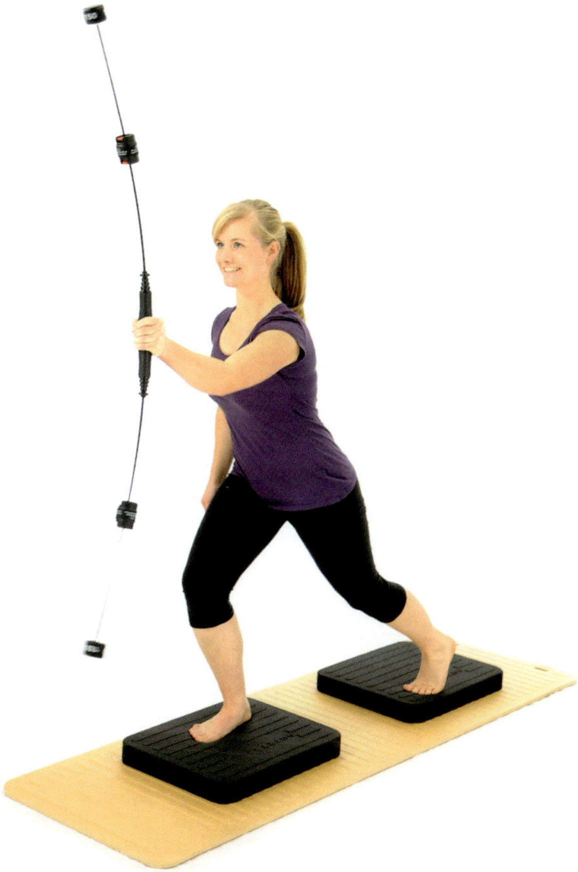

Anleitungen zum Beinachsen-Training

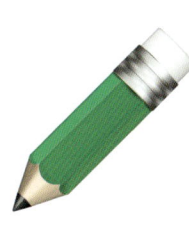

Immer gut auf Achse:

Anleitungen zum Beinachsen-Training

Seit wann hat das Bein eine Achse?

Jedes Gelenk hat seine ideale Ausrichtung. So verläuft unsere funktionell korrekte Beinachse von der Mitte des Hüftgelenks über die Mitte des Kniegelenks zum Mittelpunkt des Sprunggelenks (s. Grafik). Nur eine achsengerechte, axiale Belastung erlaubt eine optimale physiologische Be-/Entlastung und Ernährung der Gelenke.

Bei einer ausgeprägten X-Bein- oder O-Beinstellung weicht die Beinachse vom Kniemittelpunkt nach innen oder außen ab. Dabei entstehen enorme Scherkräfte und Fehlbelastungen, die jedes der drei Gelenke (Hüfte, Knie und Sprunggelenk) negativ beeinflussen können, vor allem durch verstärkte Abnutzung.

Deshalb ist es so wichtig, etwas für die korrekte Beinachse zu tun – und genau dies ist das **Ziel aller Übungen in diesem Kapitel.** Sie helfen Ihnen, sich (wieder) eine funktionell richtige Beinachse im Sitzen und Stehen zu erarbeiten. Die Übungen sind progressiv aufgebaut: Im Verlauf des Kapitels steigen der Schwierigkeitsgrad und größtenteils auch die Belastung an.

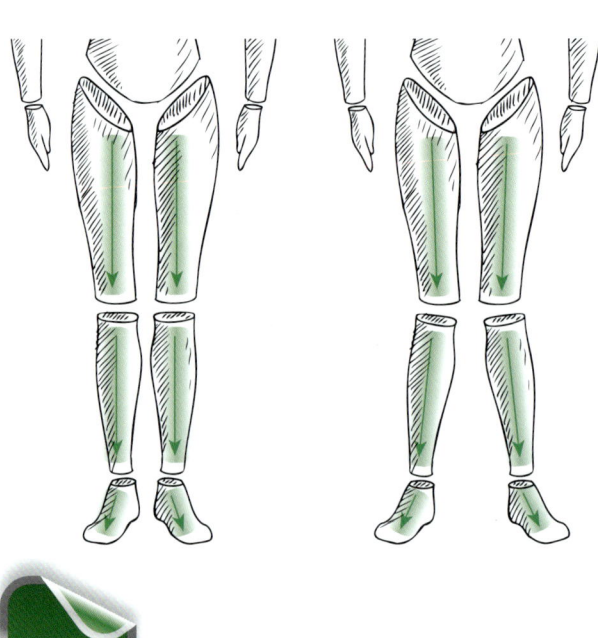

Übung 1: Der „Kurze Fuß" – Aufrichten des funktionellen Fußgewölbes

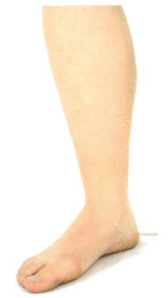

Ausgangsstellung

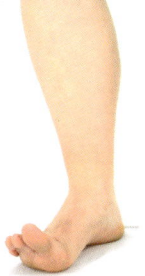

Zwischenposition

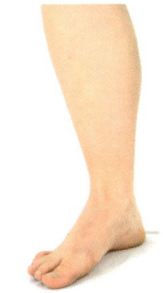

Endstellung

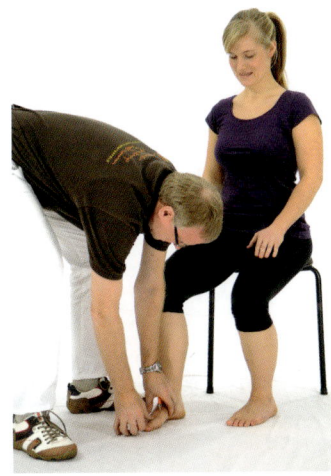

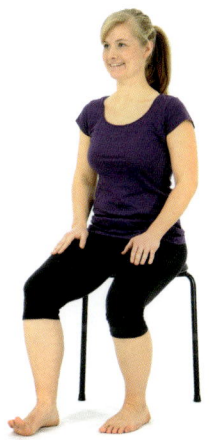

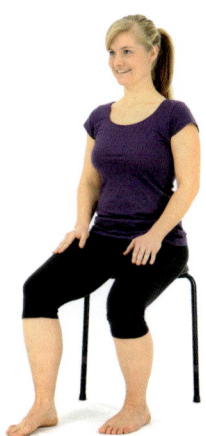

Sie sitzen, der rechte Fuß steht senkrecht unter dem Kniegelenk.

Heben Sie die Zehen des Fußes vom Boden ab und spreizen Sie diese. Dann setzen Sie die Zehen wieder locker auf dem Boden ab. Nun spannen Sie den Fuß zwischen Fußballen und Ferse an, als wollten Sie „einen kurzen Fuß" machen. Die Spannung wird für ca. 10 Sekunden gehalten.

Achtung:

Die Zehen dürfen nicht krallen! Die vier kleinen Zehen dürfen leicht in den Boden spannen, der große Zeh muss ganz locker ohne Spannung liegen bleiben. Der Ballen des großen Zehs bleibt am Boden.

Übung 2: Aufstehen und Hinsetzen mit Spannung des funktionellen Fußgewölbes

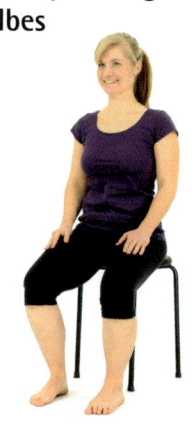
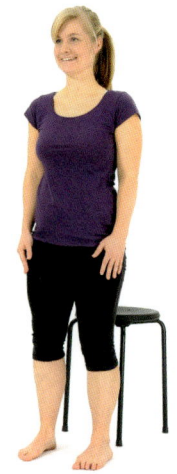

Sie sitzen vorn an der Stuhlkante, die Knie sind gebeugt und die Füße am Boden. Das Grundgelenk des großen Zehs steht unterhalb des Kniegelenks (axial unter der Kniescheibe).

Spannen Sie nun das Fußgewölbe wie bei Übung 1. Jetzt stehen Sie unter Beibehalten der Spannung auf, ohne jedoch die Knie vollständig zu strecken. Während diesem Bewegungsablauf sollen die Kniegelenke korrekt in der Achse stehen. Achten Sie darauf, dass die Knie nie über die horizontale Verlängerung der Fußspitzen geschoben werden!! Anschließend setzen Sie sich unter Beibehaltung der Fußspannung wieder langsam hin. Dieses Hinsetzen und Aufstehen wiederholen Sie mehrfach.

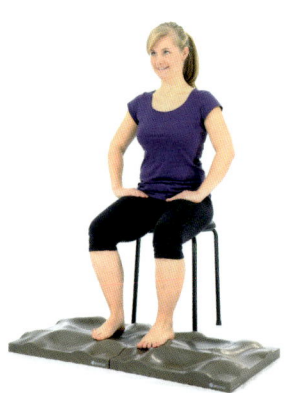
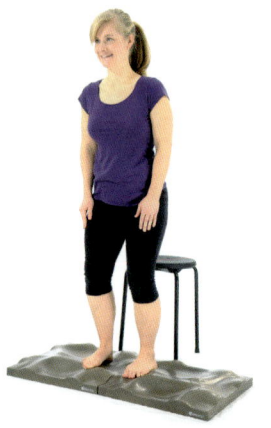
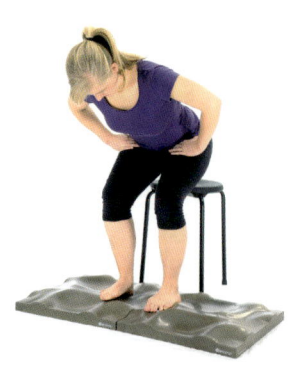

Steigerungsvarianten:

➤ Sie senken zwar das Gesäß, setzen sich aber nie richtig hin, sondern berühren nur leicht die Sitzfläche.

➤ Verwenden Sie das **terrasensa.** Die unebene Unterlage „erzwingt" bei jeder Fußposition eine neue Anpassung der Beinachse. So wird Ihr Gehirn ständig animiert, das Muskelsystem auf eine neue Unterstützungsfläche einzustellen.

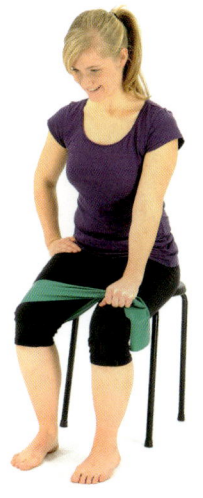 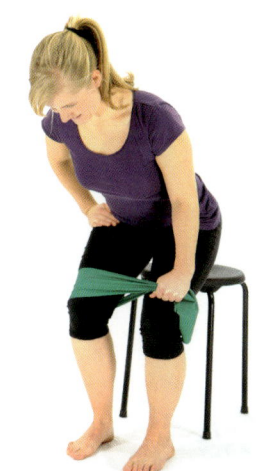

➤ Mit beiden Händen oder durch ein **Thera-Band** erzeugen Sie zusätzlich an den Außenseiten der Kniegelenke einen Widerstand. (Die Hände spannen nach innen, die Knie spannen ohne Bewegung nach außen).

Erleichterung:
Machen Sie die Übung von einem hohen Hocker aus. So fällt Ihnen der Bewegungsablauf leichter und auch die Belastung wird reduziert.

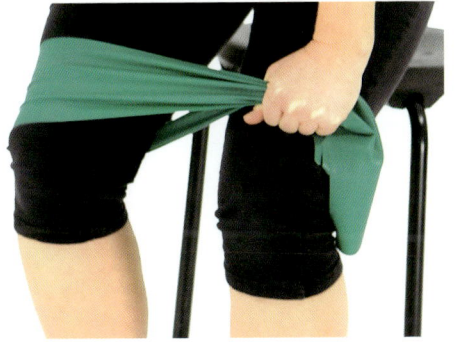

Übung 3: Mit einem Gymnastikball im Liegen

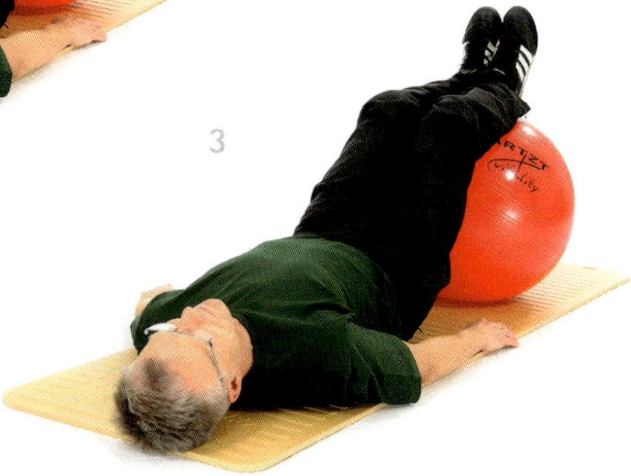

Sie befinden sich in Rückenlage. Der Gymnastikball liegt unter beiden Unterschenkeln, die Beine sind in den Hüft- und Kniegelenken gebeugt, die Kniegelenke sind frei. Die Füße haben leichten Abstand zueinander (etwa faustbreit). Damit sind die Beinachsen korrekt eingestellt.

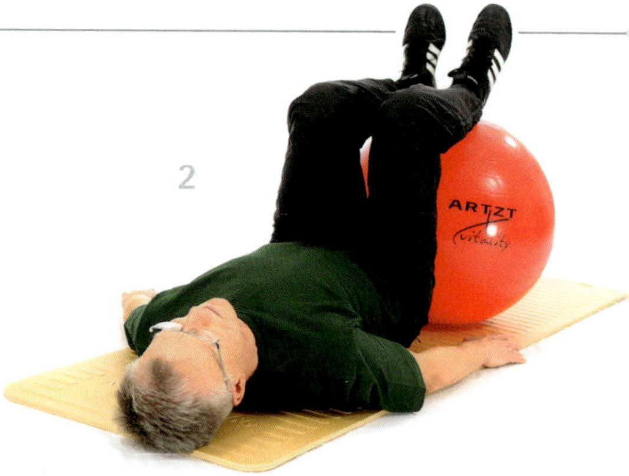

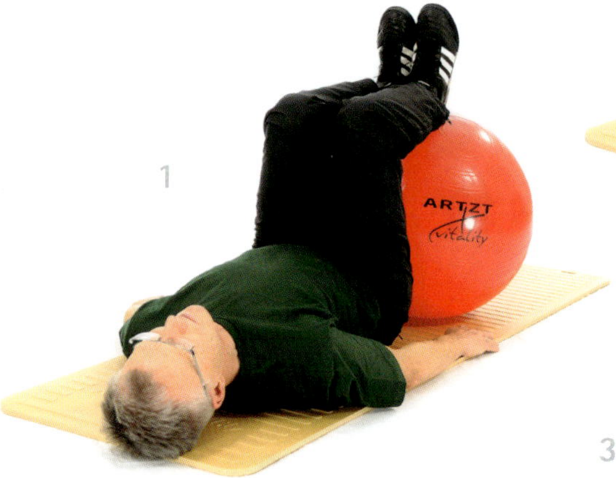

Ziehen Sie Fußspitzen und Vorfuß hoch. Ihre Unterschenkel drücken nach unten auf den Ball und auch die Gesäßmuskulatur ist angespannt. Bewegen Sie den Ball unter Beibehaltung der Spannung und der korrekten Beinachsen nach oben Richtung Kopf – und wieder zurück (Hüft- und Kniegelenke gemeinsam beugen und strecken). Kniegelenke und Hüftgelenke sollen stabil bleiben und die Beinachsenstellung soll eingehalten werden!

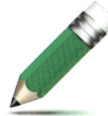

Steigerungsvarianten:

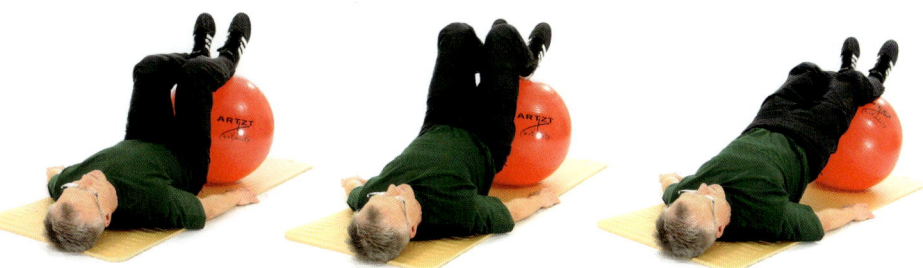

➤ Das Gesäß wird vorher von der Unterlage angehoben und während der Übung oben gehalten.

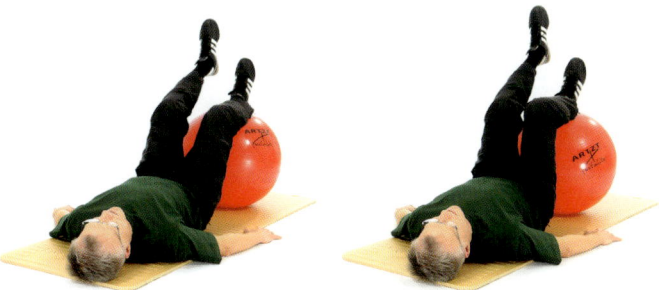

➤ Die Übung einbeinig durchführen. Das andere Bein wird frei oder mit Hilfe der Hände oben in der Luft gehalten.

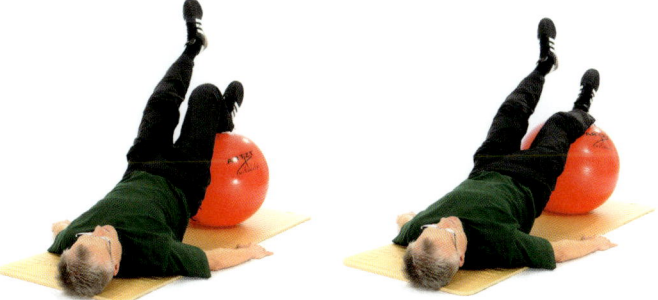

➤ Die Übung einbeinig und mit angehobenem Gesäß durchführen.

Übung 4: Mit einem Gymnastikball im Sitzen

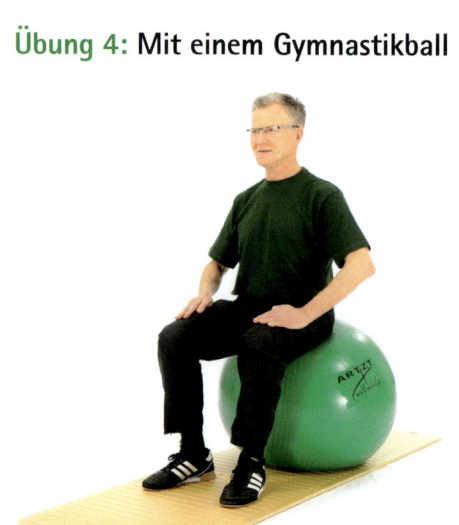 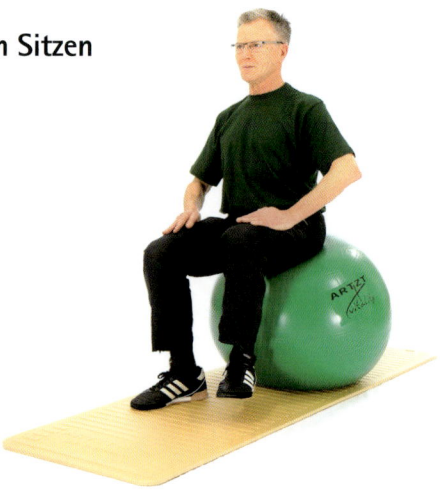

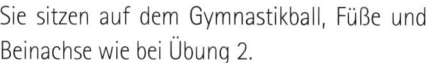

Sie sitzen auf dem Gymnastikball, Füße und Beinachse wie bei Übung 2.

Heben Sie nun ein Bein durch Hüftbeugung leicht vom Boden ab. Das noch am Boden stehende Bein soll in der korrekten Achse und stabil in Kniegelenk und Becken stehen. Die Fußspannung wird beibehalten.

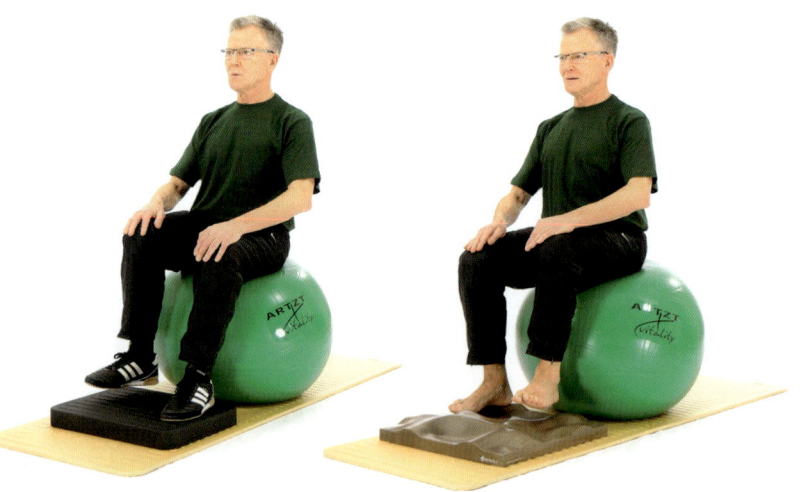

Steigerung:

➤ Verwenden Sie unter dem stehenden Fuß eine instabile Unterlage (**Stabilisationstrainer** oder **terrasensa**).

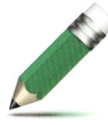

Übung 5: Training mit zwei Stabilisationstrainern

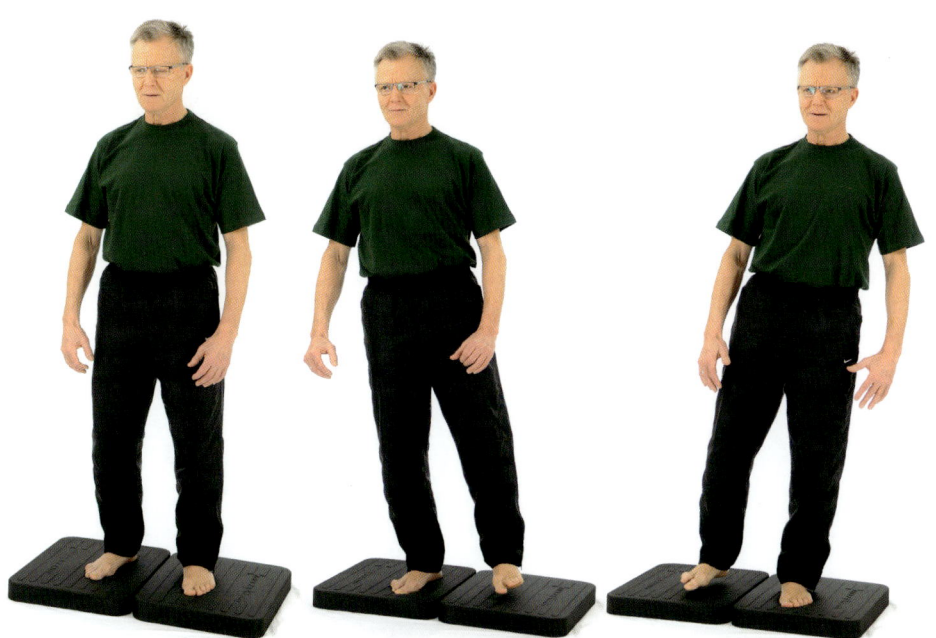

Legen Sie zwei Stabilisationstrainer direkt nebeneinander und stellen Sie sich mit parallelen Füßen darauf, je ein Fuß auf einem Gerät. Bauen Sie bei beiden Füßen eine Spannung des Fußgewölbes auf. Achten Sie dabei auf die korrekte Einstellung der Beinachsen. Das Knie darf weder in eine X-Bein-, noch in eine O-Beinstellung abweichen.

Verlagern Sie Ihr Gewicht von rechts nach links und umgekehrt. Zwischendurch bleiben Sie mittig mit gleichmäßiger Belastung für beide Beine kurz stehen. Beinachsenstellung sowie Fußspannung einhalten!

Steigerungsvarianten:
➤ Das Ganze mit geschlossenen Augen
➤ Bewegen Sie auch den Kopf
  (drehen; nach unten/oben schauen)

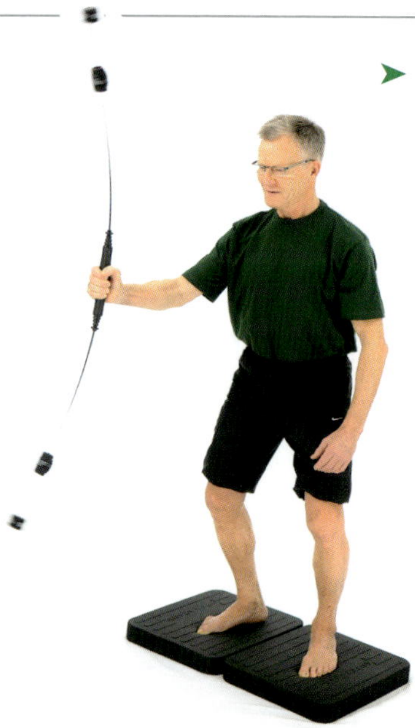

➤ Mit dem **Bioswing**

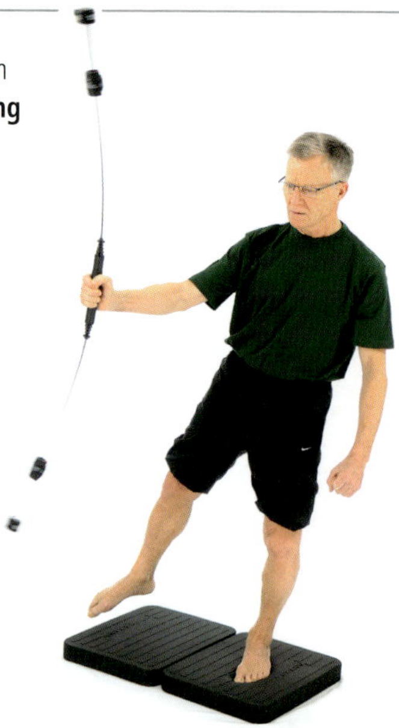

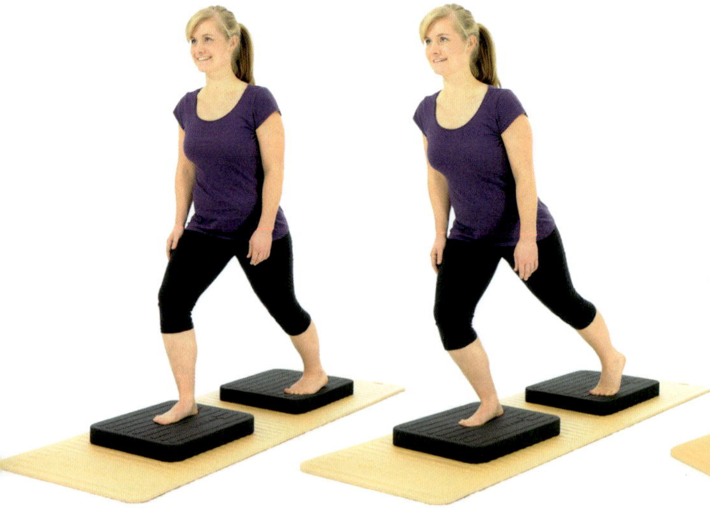

➤ Das Gleiche in Schrittstellung

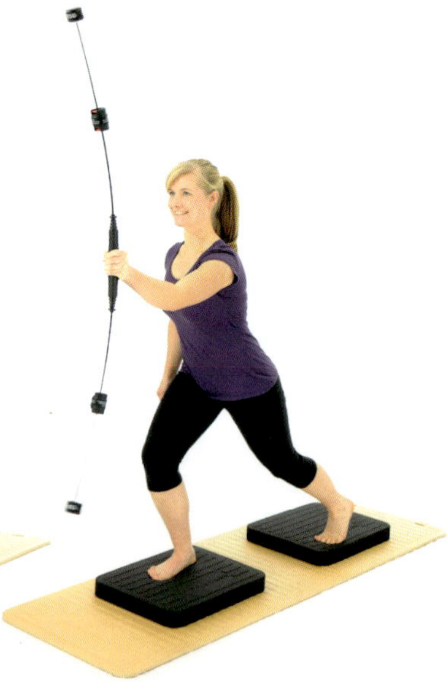

➤ In Schrittstellung mit dem **Bioswing**

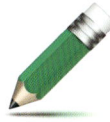

Übung 6: Training auf dem terrasensa

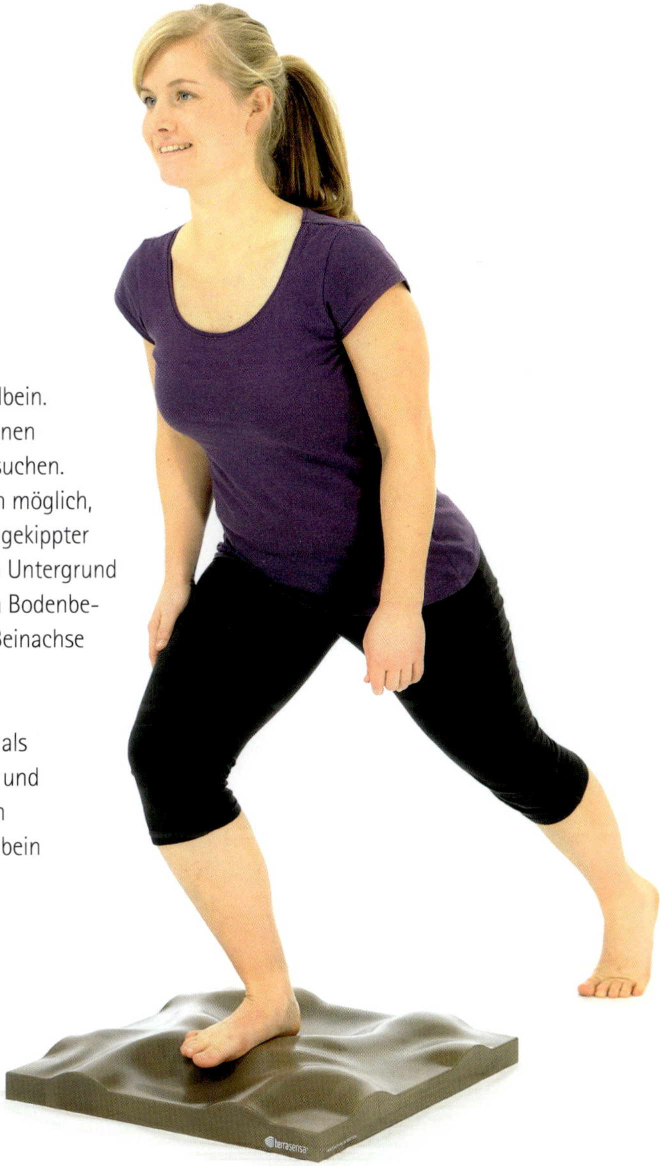

Jeweils ein Bein ist Ihr Standbein.
Es muss sich auf dem unebenen
terrasensa erst einmal Halt suchen.
Hier sind viele Fußpositionen möglich,
z. B. nach innen oder außen gekippter
Fuß. Das simuliert unebenen Untergrund
im wirklichen Leben. Je nach Bodenbe-
schaffenheit muss sich die Beinachse
einstellen und anpassen.

Nun macht das andere Bein als
„Spielbein" einen Schritt vor und
zurück. Halten sie bei diesem
Bewegungsablauf das Standbein
stets gut in der Achse.

Übung 7: „Walking" auf dem FLOWIN

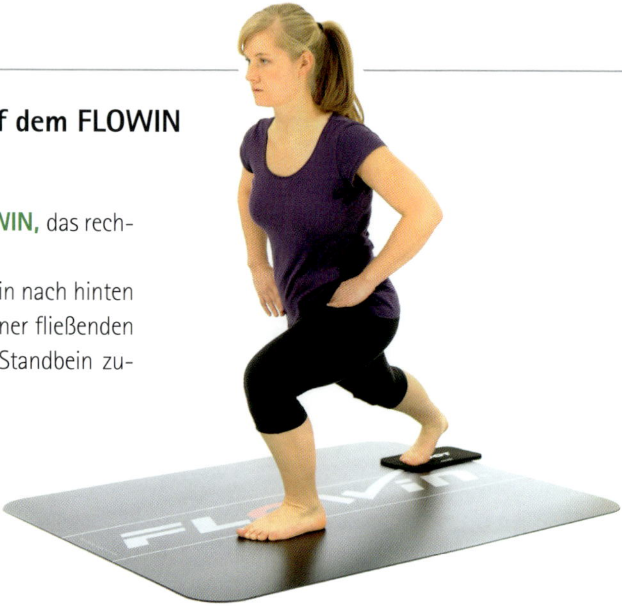

Sie stehen mittig auf dem **FLOWIN,** das rechte Bein auf einem Fuß-Pad.
Nun bewegen Sie das rechte Bein nach hinten außen und ziehen es dann in einer fließenden Bewegung sofort wieder zum Standbein zurück. Mit jeder Seite 20-mal.

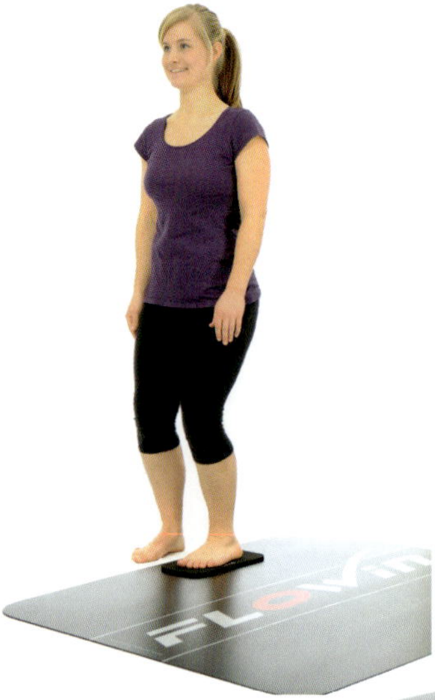

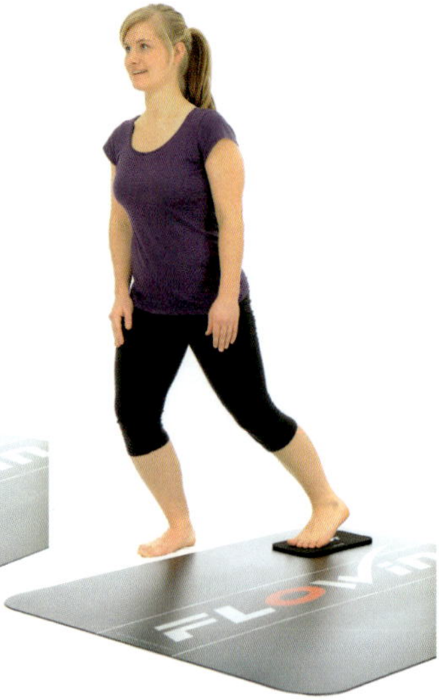

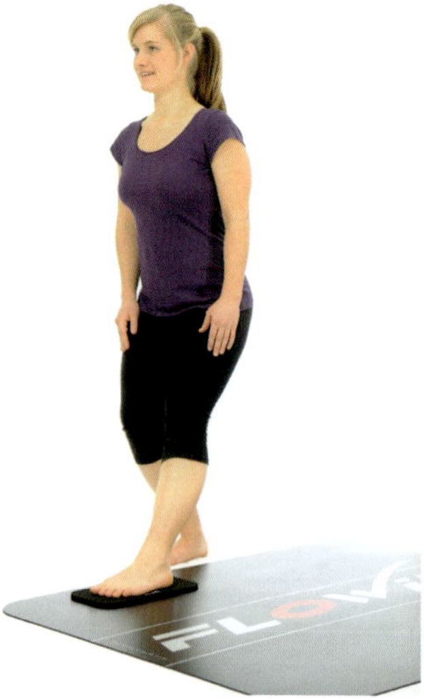

A) Einbeinige Ausführung

Die Füße stehen parallel, unter jedem Fuß ein Fuß-Pad. Das Fußgewölbe ist gespannt, die Beinachsen sind richtig eingestellt.
Bewegen Sie das „Spielbein" nun mit leichtem Druck auf dem FLOWIN vor und zurück. Das „Standbein" bleibt dabei möglichst korrekt in der Beinachse.

74

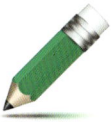

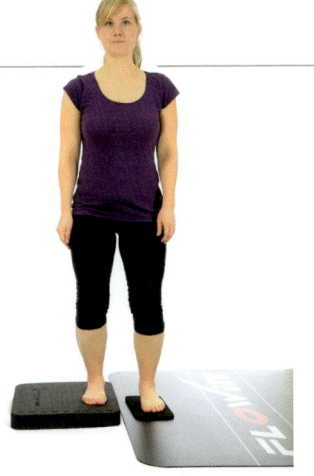

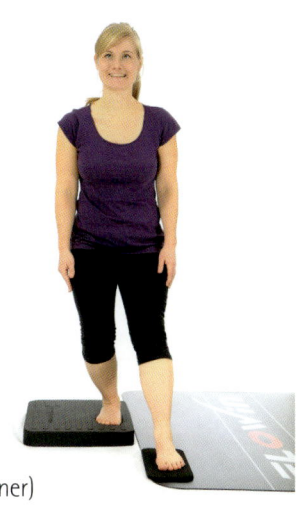

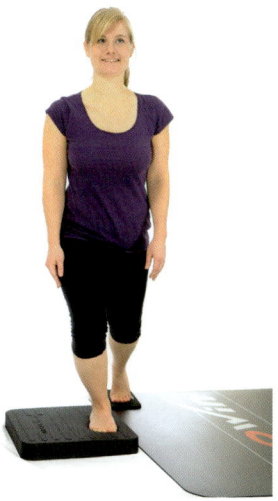

Steigerung:
instabile Unterlage unter dem
Standbein (z. B. Stabilisationstrainer)

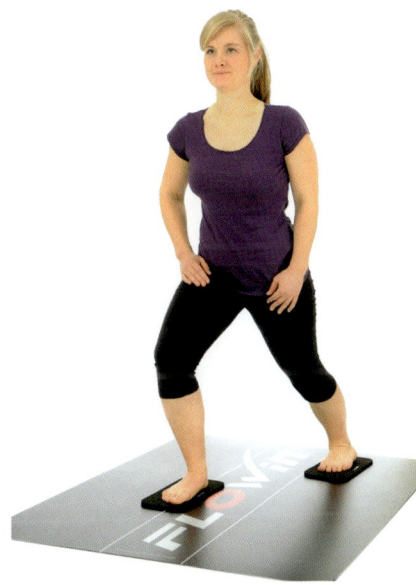

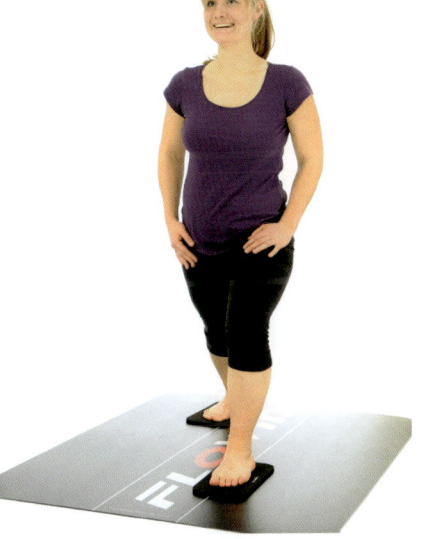

B) Beidbeinige Ausführung
Sie „walken" rhythmisch in fließenden Rutschbewegungen auf dem FLOWIN. Achten Sie auf die
Beinachsenstellung. Kein X und kein O!

Übung 8: Training mit dem Stabilisationstrainer

Sie stehen mit parallelen Füßen auf dem Trainer (korrekte Fußposition und Beinachse!)

a) Schritt nach oben: Das Spielbein wird immer von hinten aus neben das Standbein auf den Trainer gehoben und zurückgesetzt. Es tippt die Unterlage immer nur leicht an, ohne Belastung zu übernehmen.

b) Schritt nach unten: Das Spielbein wird nach vorn hinuntergesetzt, dann wieder zurück.

c) gesamter Weg: Das Spielbein macht den gesamten Weg: von hinten über die Unterlage nach vorn – und wieder zurück.

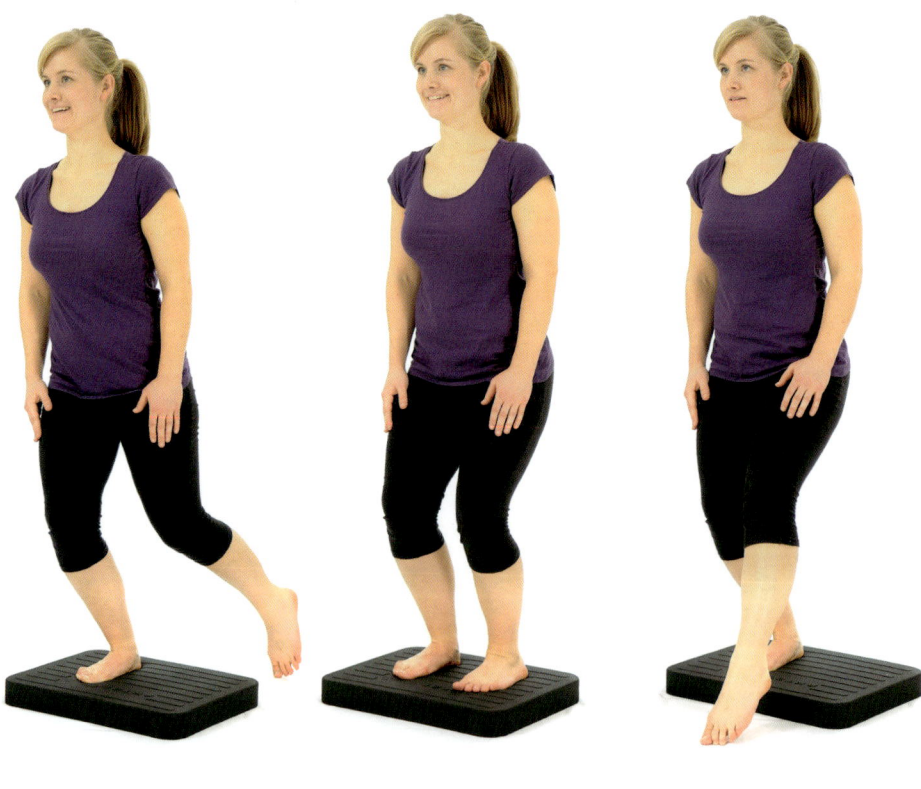

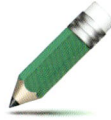

Übung 9: Übung mit dem BOSU Balance Trainer

Sie stehen mit dem Standbein auf dem **BOSU Balance Trainer** und stellen die Beinachse korrekt ein. Das Spielbein steht in Schrittstellung hinter dem Trainer.

Verlagern Sie ihr Gewicht auf das vordere Bein (Standbein). Heben Sie das Spielbein vom Boden ab, halten Sie es auf Höhe des Standbeins kurz frei in der Luft und stellen Sie es dann nach hinten ab. Diese Bewegung machen Sie mehrmals hintereinander. Dabei stets die korrekte Beinachse des Standbeines beibehalten.

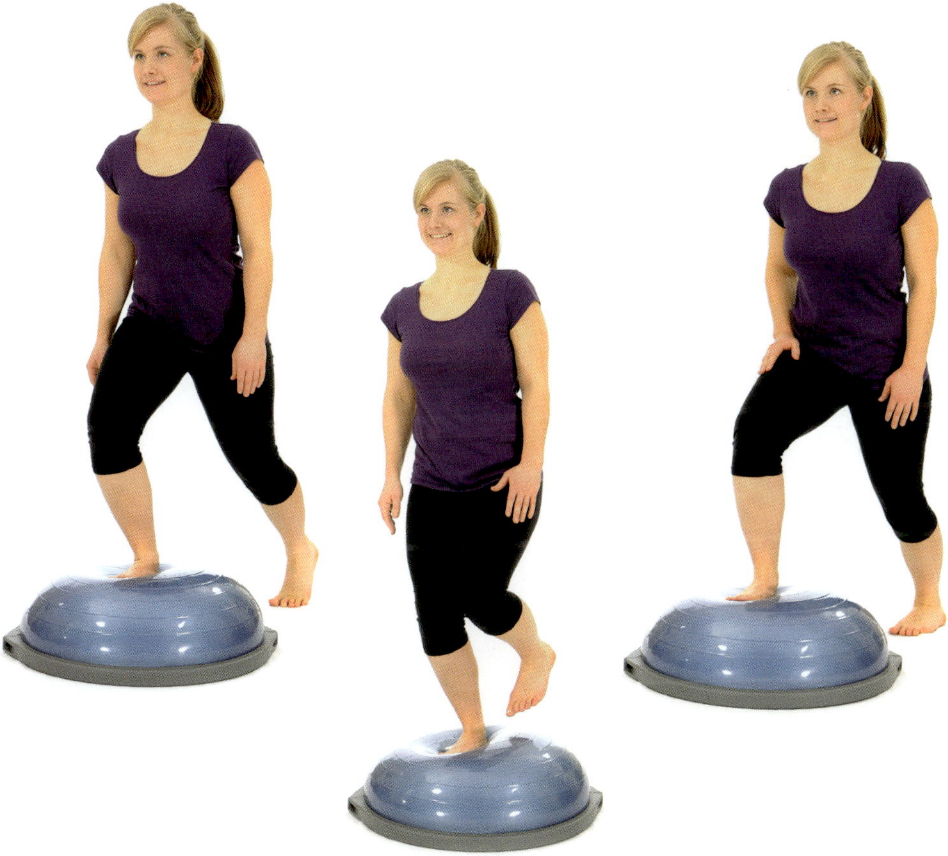

Übung 10: Übung mit dem GYMSTICK

Ihre Füße stehen parallel mit schulterbreitem Abstand. Die Seile sind an den Füßen befestigt. Sie halten den **GYMSTICK** mit beiden Händen und legen ihn hinter dem Kopf auf dem oberen Rücken ab.

Nun machen Sie Kniebeugen, wobei das Gesäß weit nach hinten geschoben werden muss, um die Kniebelastung zu reduzieren. Die Knie dürfen also nicht nach vorn über die Fußspitzen geschoben werden.

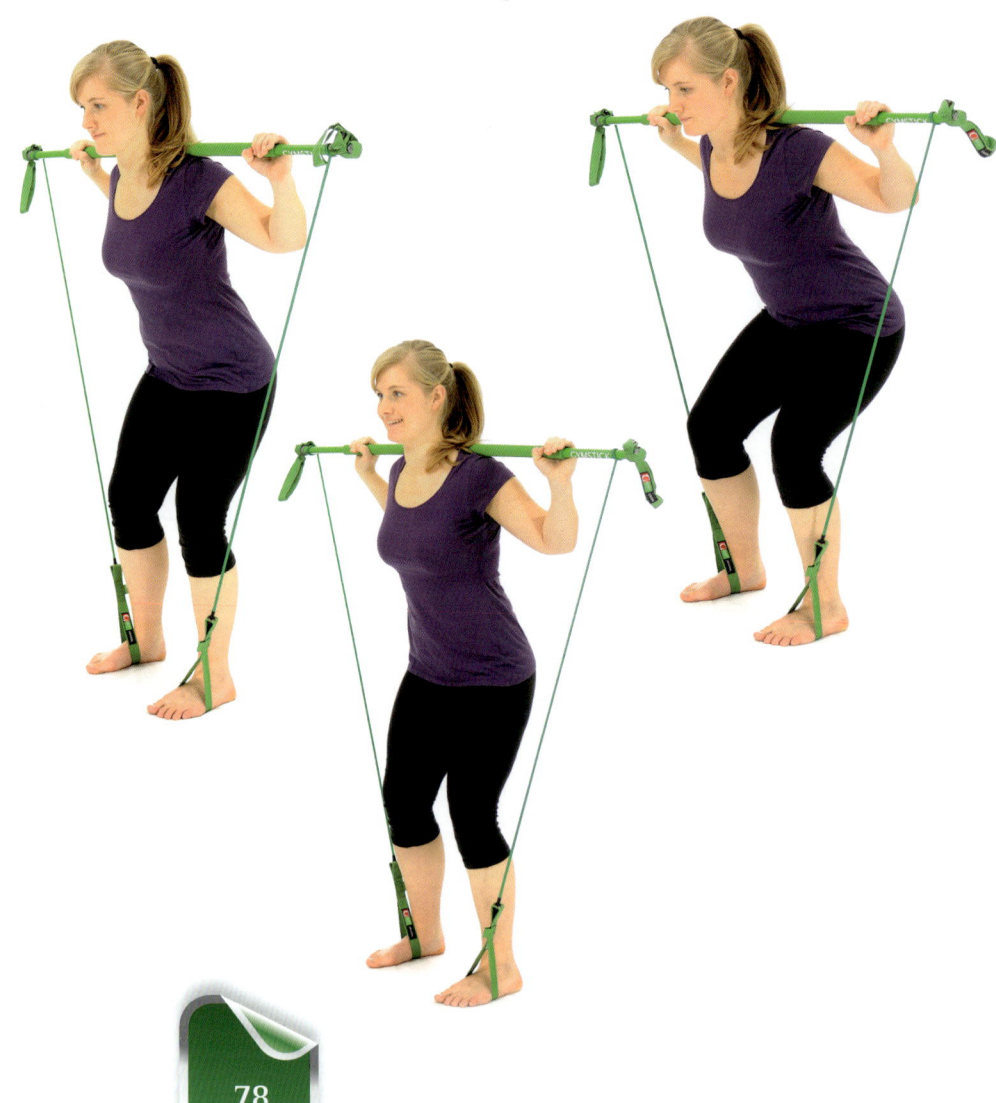

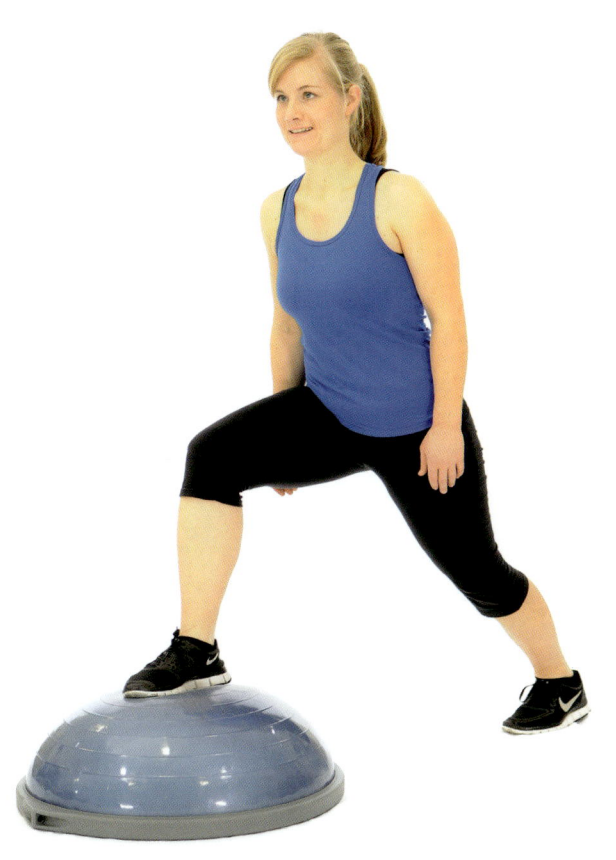

Übungen
für Kraft und
Stabilisation

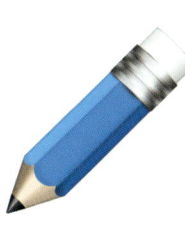

Power zahlt sich aus:

Übungen für Kraft und Stabilisation

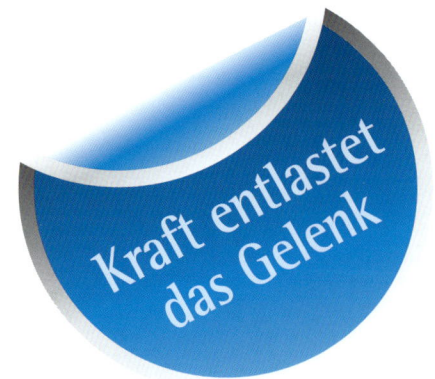

Kraft entlastet das Gelenk

Warum sollten Muskeln stark sein?

Bei 80 Prozent aller Hüft- und/oder Knieprobleme ist die Abschwächung der gelenkrelevanten Muskulatur die Hauptursache. Ein Gelenk, dessen umspannende Muskeln nicht genügend Kraft und Stabilität aufweisen, ist ungeschützt und wird ständig durch unfunktionelle (nicht körpergerechte) Bewegungen fehlbelastet. Nur durch regelmäßige gezielte Übungen kann hier Muskulatur aufgebaut und so einem Gelenkverschleiß vorgebeugt werden.

Werden unsere Muskeln als die „Keilriemen" der Gelenke falsch oder zu wenig beansprucht, verlieren sie langsam ihre Fähigkeit der Anspannung. Das Muskelgewebe degeneriert und kann unsere Gelenke nicht mehr adäquat bewegen.

Die hier folgenden Übungen sind speziell ausgesucht, um mit möglichst geringer Gelenkbelastung das Muskelsystem zu kräftigen und zu stabilisieren.

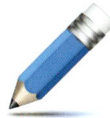

Übung 1:

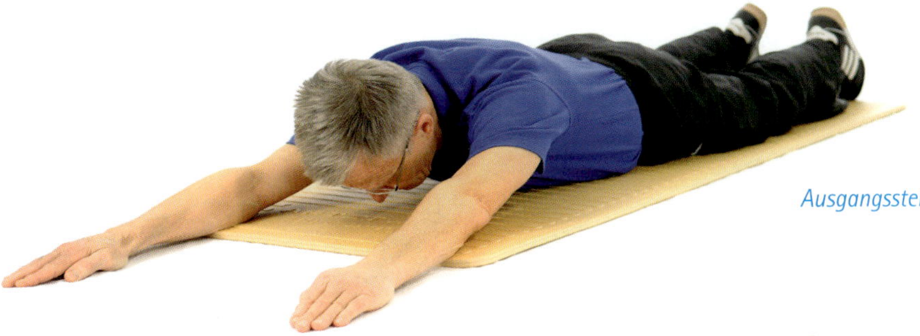

Ausgangsstellung

Endstellung

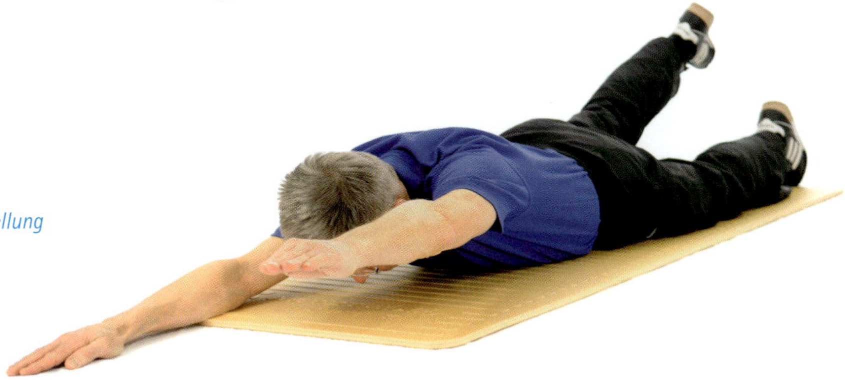

Sie liegen auf dem Bauch, die Arme nach vorne gestreckt.

Heben Sie nun einen Arm und das jeweils entgegengesetzte Bein minimal vom Boden ab und bewegen Sie es 10 Mal leicht auf und ab. Das Ganze dreimal wiederholen.

Ziel:

Sie trainieren Rücken-, Gesäß- und Oberschenkelmuskulatur in einem. Hüft- und Kniegelenke können die täglichen Belastungen nur dann störungsfrei verkraften, wenn der Rücken stabil ist.

81

Übung 2:

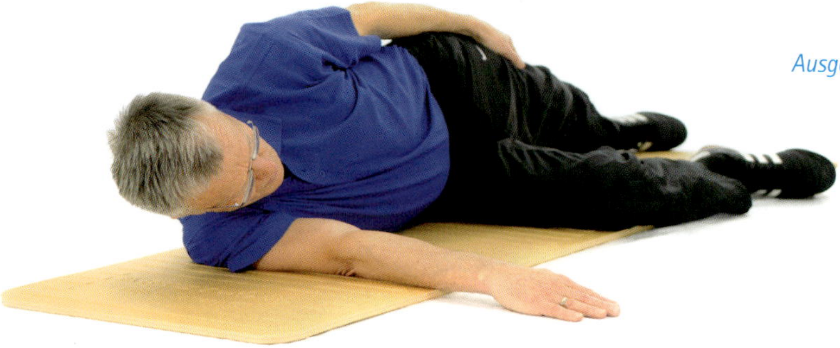

Ausgangsstellung

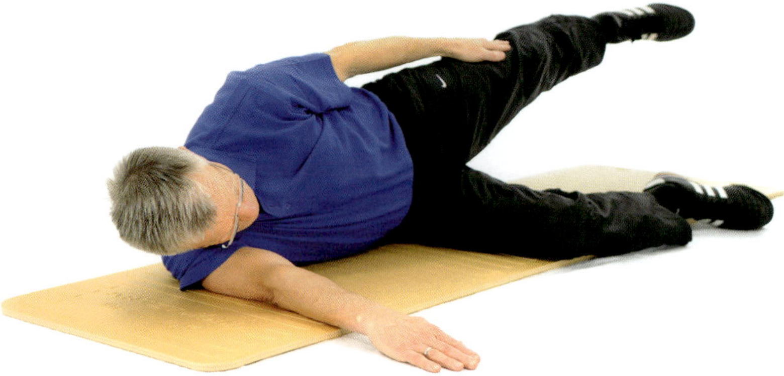

Endstellung

Sie liegen auf der Seite, das obere Bein ist gestreckt, das untere gebeugt.

Heben Sie das obere Bein 15-mal bei ausgestrecktem Bein und hochgezogener Fußspitze und senken Sie es dann wieder ab. Das wiederholen Sie dreimal, dann Seitenwechsel.

Ziel:

Eine stabile seitliche Rumpf- und Beinmuskulatur schützt sie vor frühzeitigem Hüftgelenksverschleiß.

Übung 3:

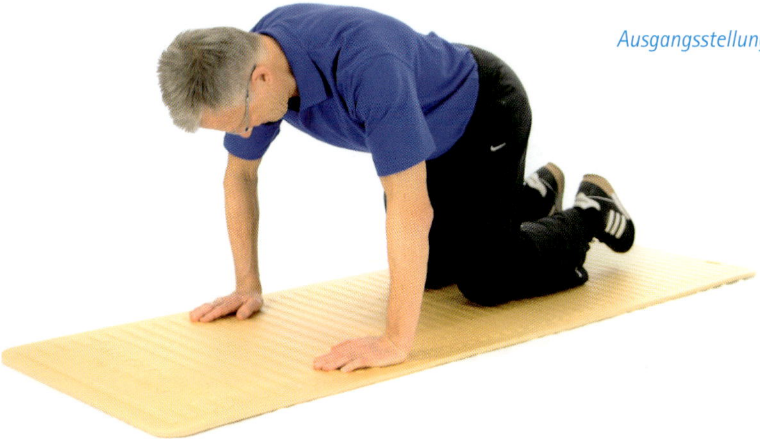

Ausgangsstellung

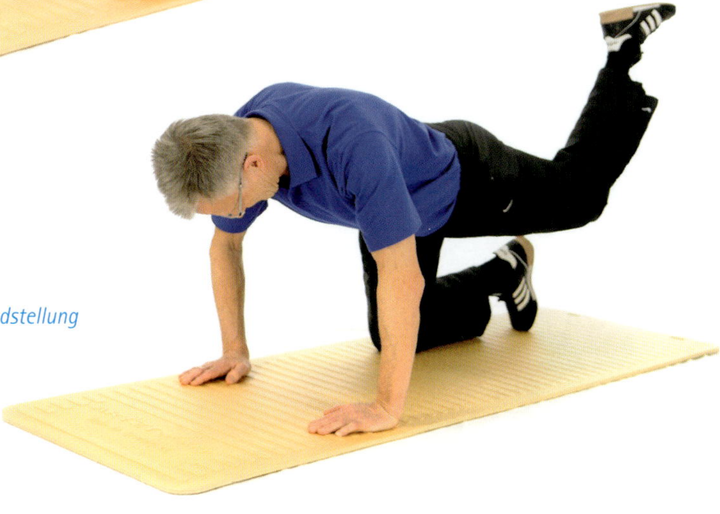

Endstellung

Sie knien mit den Händen aufgestützt auf der Matte.

Heben Sie ein Bein 15-mal bei gebeugtem Knie nach hinten an und wiederholen Sie dies dreimal. Dann wechseln Sie das Bein.

Ziel:
Neben der Stabilisation der Lendenwirbelsäule stärken Sie insbesondere die Gesäßmuskulatur.

Übung 4:

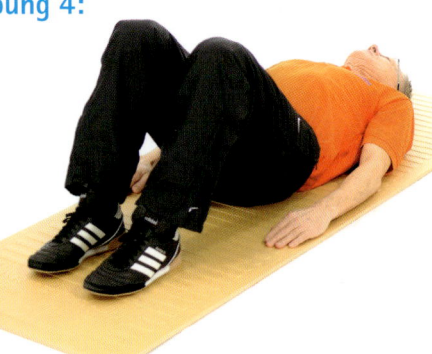

Endstellung

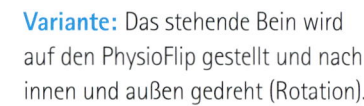

Sie liegen auf dem Rücken auf der Matte, beide Beine sind aufgestellt.

Heben Sie nun das Becken von der Matte ab und halten Sie es oben. Dann strecken Sie ein Bein nach vorne aus und halten es für einige Sekunden in der Luft. Anschließend wechseln Sie zum anderen Bein.

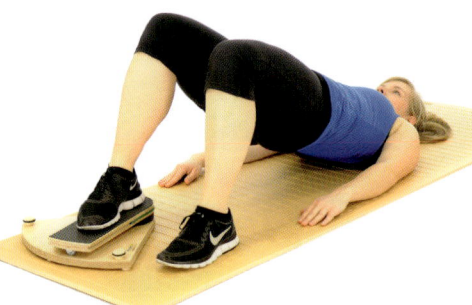

Variante: Das stehende Bein wird auf den PhysioFlip gestellt und nach innen und außen gedreht (Rotation).

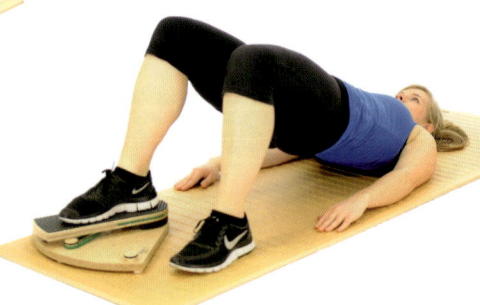

Ziel:
Mit dieser Übung stabilisieren Sie Becken, Hüfte und Knie. Durch die Drehbewegung auf dem PhysioFlip trainieren Sie besonders die Muskeln, die den Menisken im Knie Schutz bieten.

Übung 5:

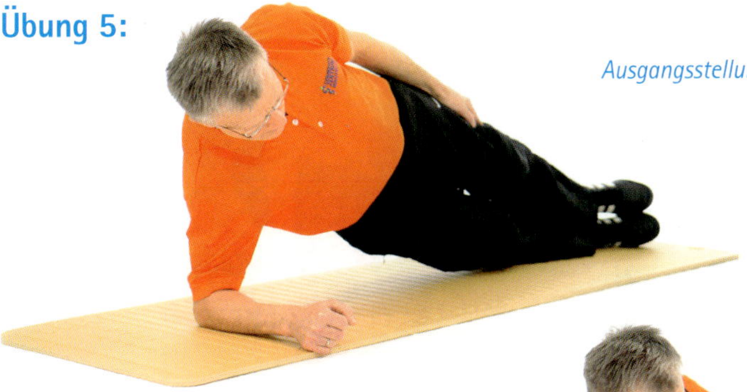

Ausgangsstellung

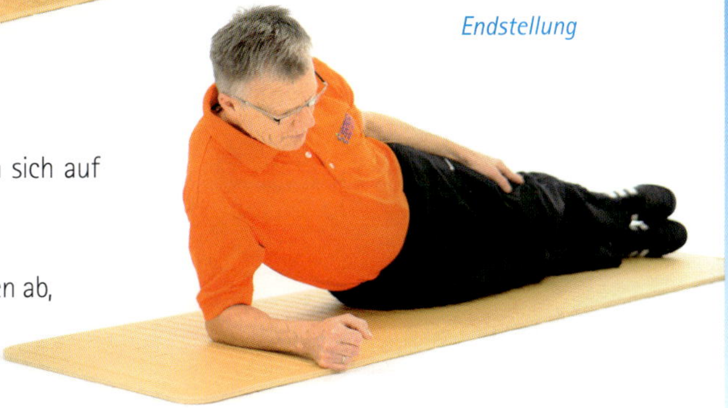

Endstellung

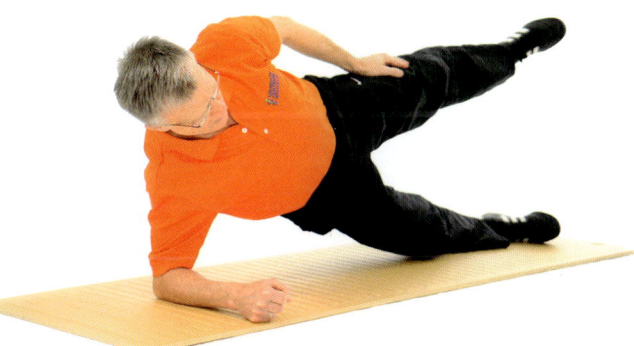

Sie liegen auf der Seite und stützen sich auf einen Unterarm.

Heben Sie nun das Becken vom Boden ab, sodass nur noch Unterarm und Füße Kontakt zur Matte haben.

Anschließend wechseln Sie zur anderen Seite.

Steigerungsmöglichkeit:
Stütz auf Unterarm und Fuß, dann das obere Bein angehoben.
Anschließend wechseln Sie auf die andere Seite.

Übung 6:

Ausgangsstellung

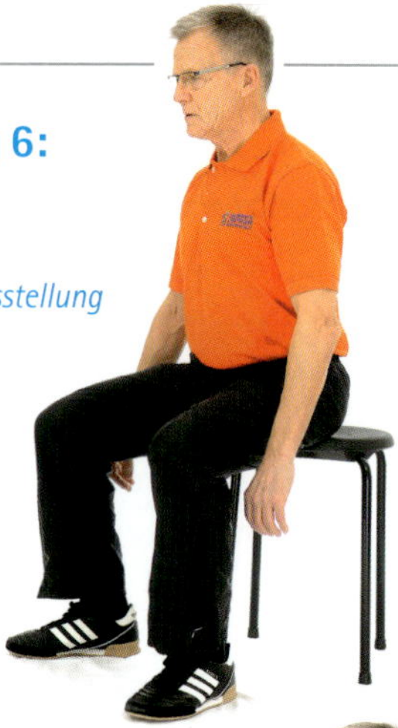

Endstellung

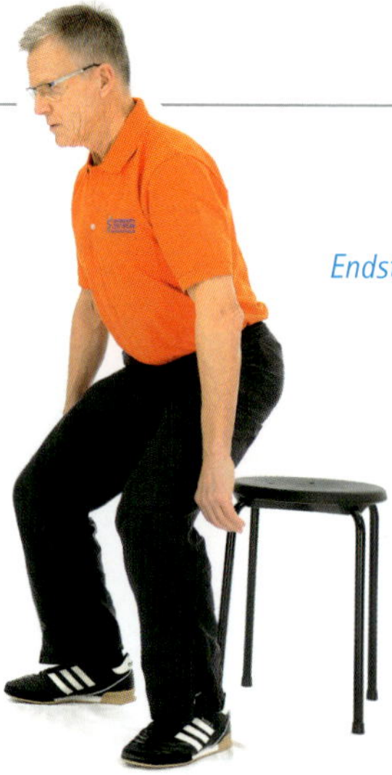

Ausgangsstellung

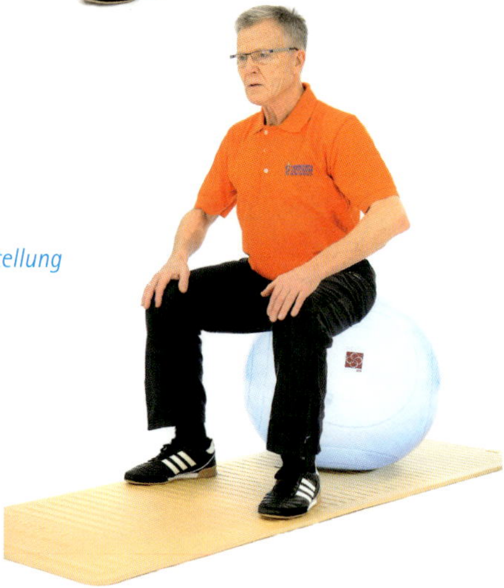

Endstellung

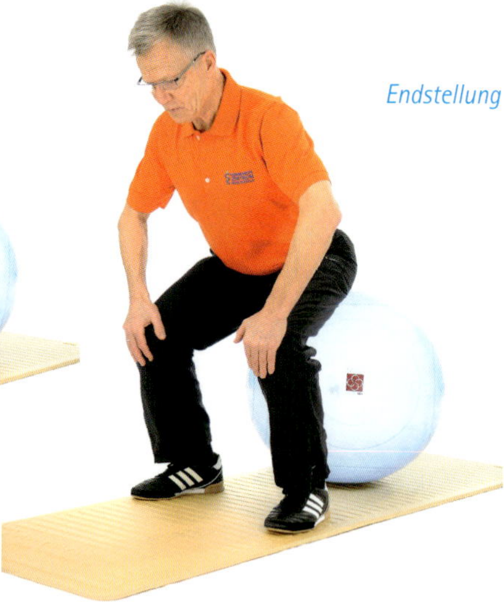

Sie sitzen auf einem Hocker
oder Gymnastikball.

Neigen Sie nun den Oberkörper nach vorn,
sodass Sie das Körpergewicht auf die Füße
bringen.
Verlagern Sie immer mehr Gewicht auf die
Füße und heben Sie in Zeitlupe den Gesäß
vom Hocker ab. Dann langsam wieder zurück.

Ziel:

Training der Oberschenkelmuskulatur innerhalb der Alltagsbewegung „Aufstehen und
Hinsetzen"

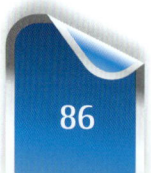

Ausgangsstellung

Übung 7: **Kniebeugen**

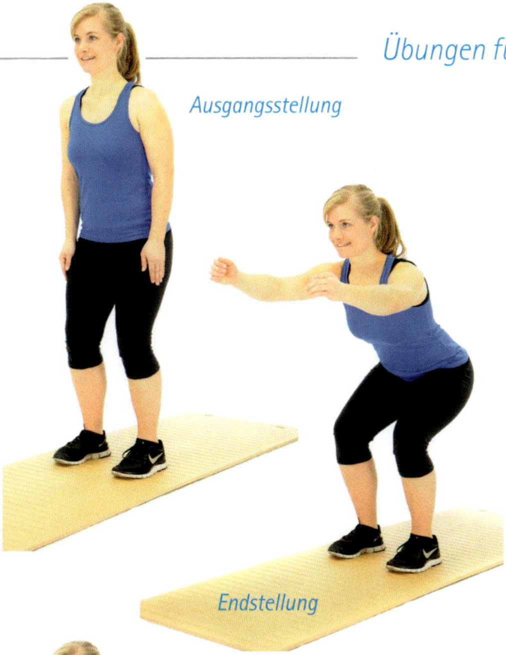

Sie stehen mit leicht gebeugten Knien auf der Matte oder dem BOSU Balance Trainer, die Füße schulterbreit auseinander.

Beugen Sie nun beide Knie langsam noch tiefer. Dann richten Sie sich wieder langsam auf, bis die Beine fast gestreckt sind. 15-mal wiederholen, das 15er-Set dann dreimal.

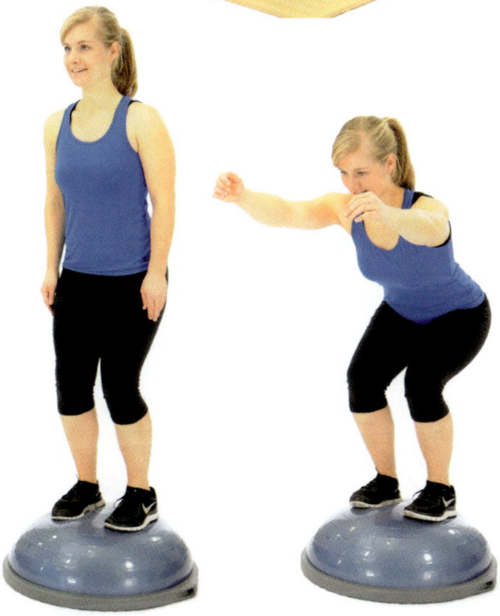

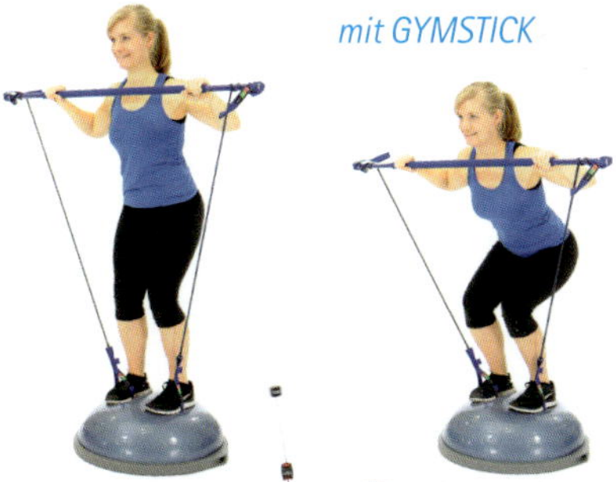

Endstellung

mit GYMSTICK

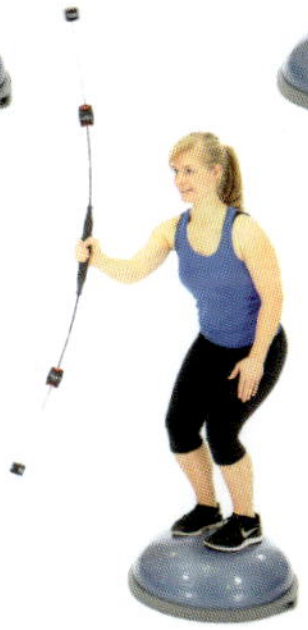

mit Bioswing senkrecht

Ziel: Kräftigung der Oberschenkelmuskulatur. Gleichzeitig stabilisieren Sie Becken und Hüftgelenk.

Mit kleinen Übungsgeräten wie dem **GYM-STICK** oder dem **Bioswing** wird diese Übung noch abwechslungsreicher und effektiver.

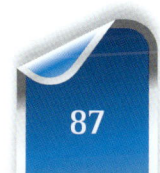

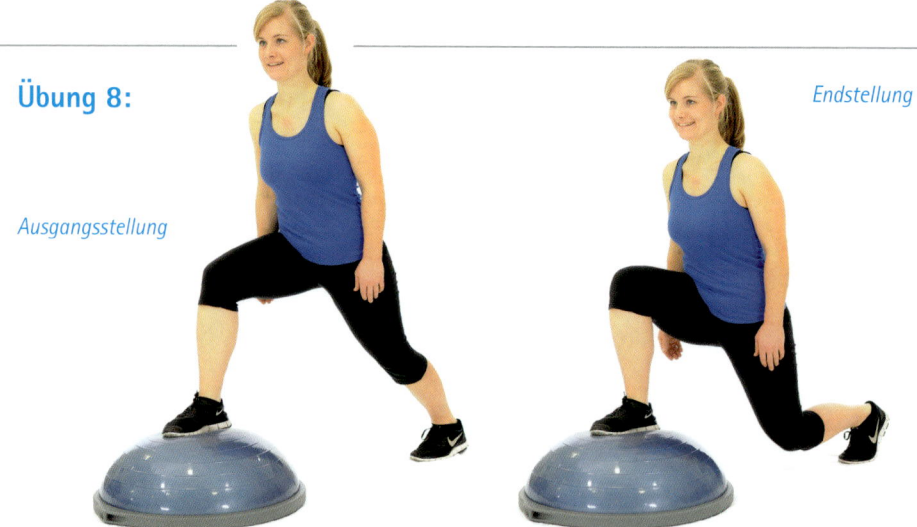

Übung 8:

Ausgangsstellung

Endstellung

Gehen Sie in Schrittstellung, wobei das vordere Bein auf dem **BOSU Balancetrainer** steht.
Bringen Sie das Knie des hinteren Beines in Richtung Boden, bis es den Boden fast berührt. Dann heben Sie das aktive Knie langsam wieder an. Das Ganze machen Sie 15 Mal hintereinander und, nach einer kurzen Pause dazwischen, drei solche 15er-Sets. Dann Seitenwechsel. Achten Sie darauf, dass Sie das vordere Knie nicht nach vorne über den Fuß schieben.

Ausgangsstellung

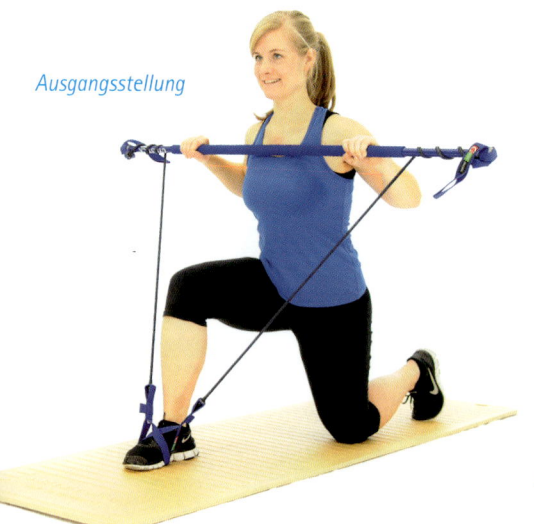

Endstellung

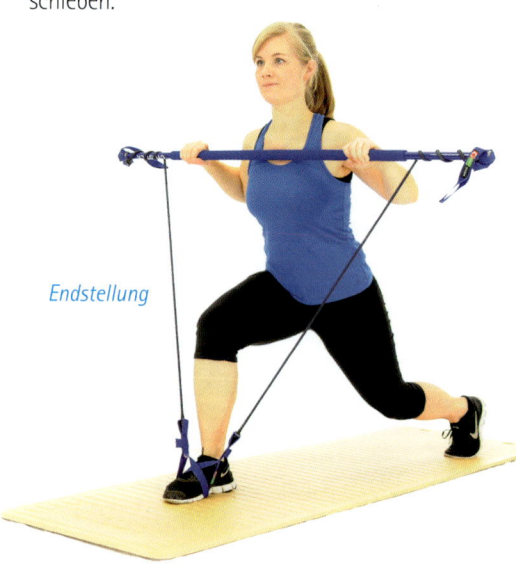

Variante mit dem **GYMSTICK**

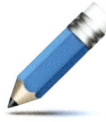

Übung 9:

Ausgangsstellung

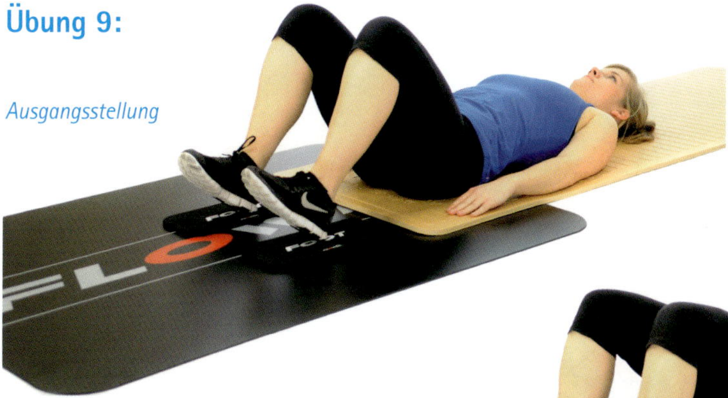

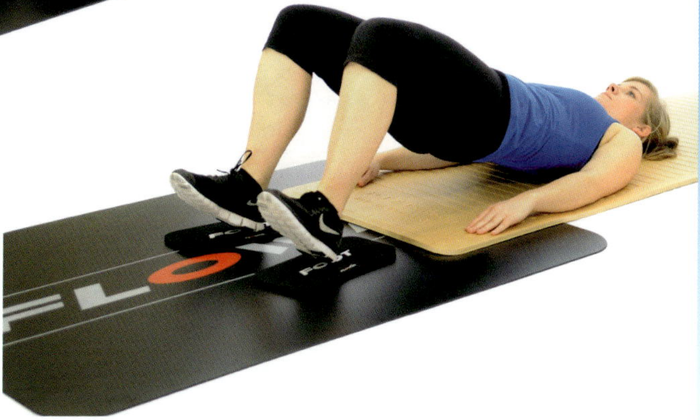

Sie liegen auf dem
Rücken auf der
Gymnastikmatte, die
Füße stehen auf jeweils
einem Fuß-Pad des
FLOWIN.

Sie heben das Becken an und schieben das
linke und das rechte Bein abwechselnd nach
vorne. Die Ferse drückt gleichmäßig auf die
Matte. Jedes Bein kommt 15-mal an die Reihe,
das ganze 15er-Set dreimal wiederholen.

Ziel:
Diese anspruchsvolle Übung kräftigt den gan-
zen hinteren Rumpf einschließlich Gesäß- und
Beinmuskulatur

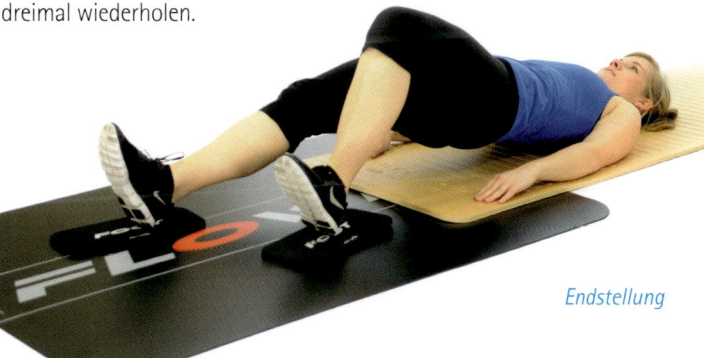

Endstellung

Übung 10:

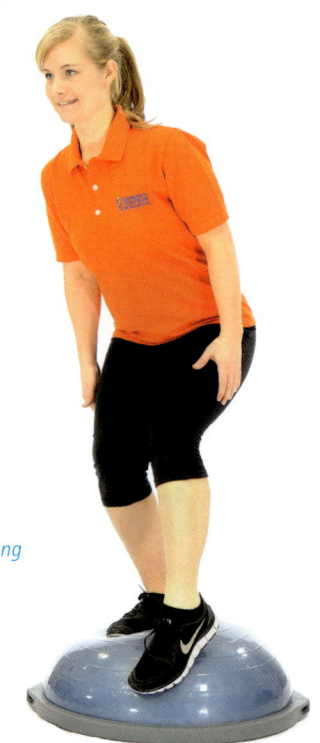

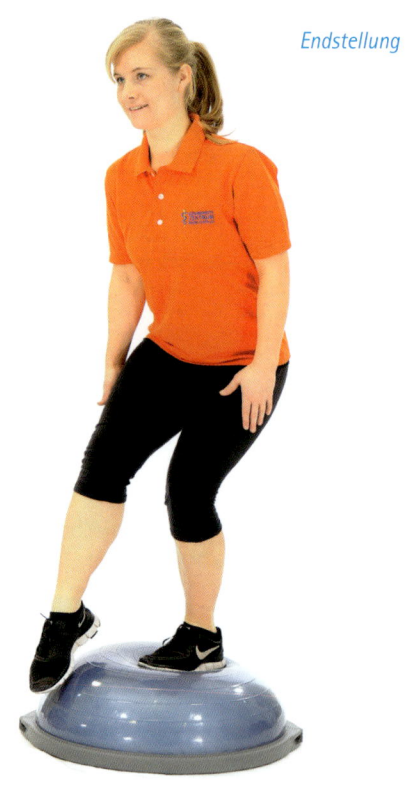

Ausgangsstellung

Endstellung

Sie stehen auf dem **BOSU Balance Trainer.**

Drücken Sie in leichter Kniebeuge abwechselnd ein Bein nach vorn an die Schräge des Balancetrainers. Jedes Bein kommt 10-mal an die Reihe. Das 10er-Set dreimal wiederholen.

Ziel:

Neben der Kräftigung der Beinmuskulatur trainieren Sie auch Ihre Balancefähigkeit.

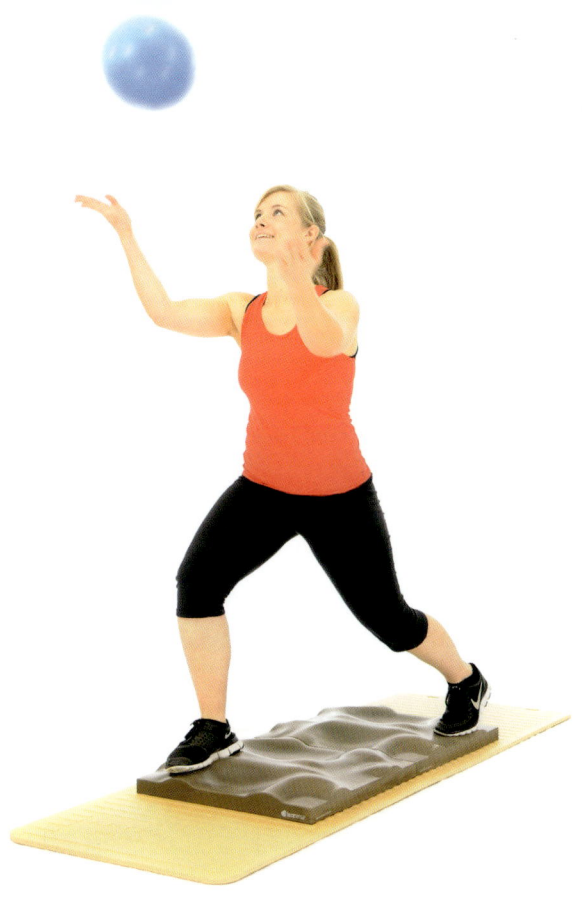

Übungen für
Koordination und
Gleichgewicht

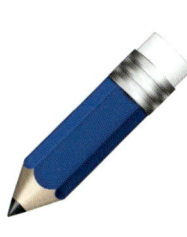

So läuft es wieder rund:

Übungen für Koordination und Gleichgewicht

Warum macht erst das Training den Meister?

Hüft- und Kniebeschwerden entstehen sehr häufig durch Bewegungs- und Gangunsicherheiten im Alltag. Je höher die Gleichgewichts- und Koordinationsfähigkeit, desto leichter können wir auch komplexere Bewegungsabläufe meistern.

Unser Gehirn hat die anspruchsvolle Aufgabe, die vielen an jeder einzelnen Bewegung beteiligten Muskeln zu synchronisieren. Das erfolgt in Bruchteilen von Sekunden und so energieökonomisch wie möglich. Werden diese verzahnten Abläufe durch Fehlbelastungen, Verspannungen oder Verkürzungen erschwert, können sie nicht mehr automatisch ablaufen. So werden auf einmal einfachste Bewegungen, über die wir uns vorher noch nie Gedanken gemacht haben, zum Problem. Wir laufen nicht mehr rund.

Ziel aller folgenden Übungen ist es, in den unterschiedlichsten Belastungspositionen Stabilität, Beweglichkeit, Gleichgewicht und Haltung zu koordinieren. Da muss Ihr Gehirn über das Nervenzentrum ganz schön was leisten.

Bevor unser Körper eine Bewegung automatisch durchführen kann, muss sie ca. 80.000-mal wiederholt werden. Deshalb dauert es Wochen, bis ein Kind sicher laufen kann und zumeist Jahre, bis wir elegante Skifahrer geworden sind. Je komplexer die Bewegungsabläufe (z. B. beim Spielen eines Instruments), desto länger müssen sie eingeübt werden, bis schließlich alle involvierten Körperteile perfekt ineinandergreifen.

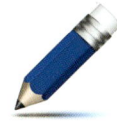

Übung 1: Koordination und Gleichgewicht des Standbeins auf dem FLOWIN

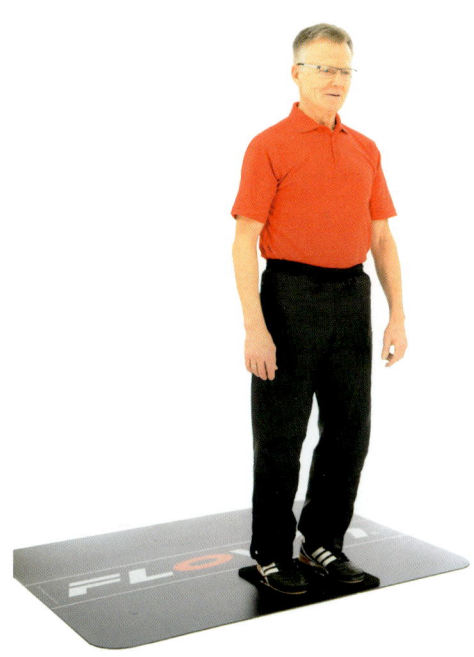

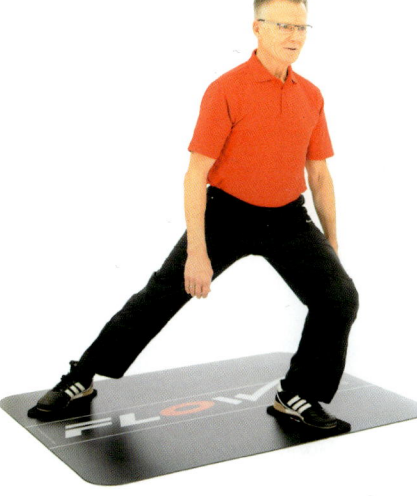

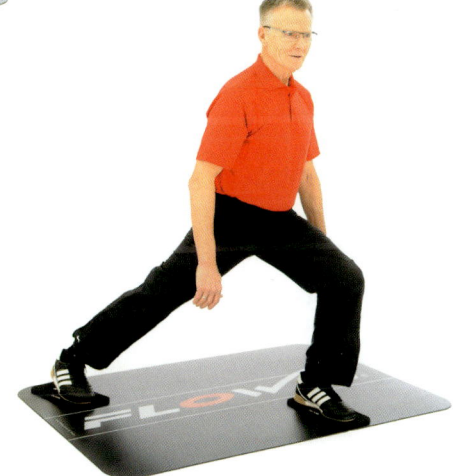

Sie stehen mit je einem Fuß auf einem Fuß-Pad mittig an der langen Vorderkante des **FLOWIN.**

Bewegen Sie nun das rechte Bein diagonal nach hinten in die Ecke. Das Körpergewicht ruht dabei auf dem linken Bein. Beginnen Sie zunächst mit einem kleinen Bewegungsumfang, dann vergrößern Sie die Schrittweite.
Das rechte Kniegelenk bleibt gestreckt, während sich der Fuß im Wechsel mit der Fußspitze (Bild Mitte) bzw. mit der Ferse (Bild rechts) nach außen bewegt. Anschließend Beinwechsel.

Übung 2: Koordination und Kräftigung des Standbeins auf dem FLOWIN

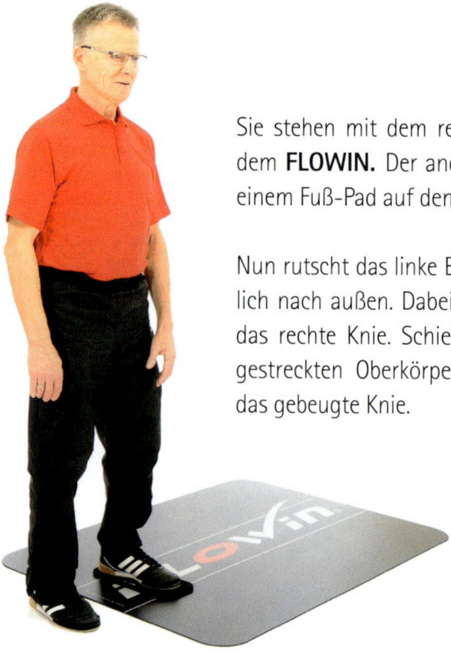

Sie stehen mit dem rechten Bein neben dem **FLOWIN.** Der andere Fuß steht auf einem Fuß-Pad auf dem FLOWIN.

Nun rutscht das linke Bein gestreckt seitlich nach außen. Dabei beugen Sie leicht das rechte Knie. Schieben Sie dann den gestreckten Oberkörper nach vorn über das gebeugte Knie.

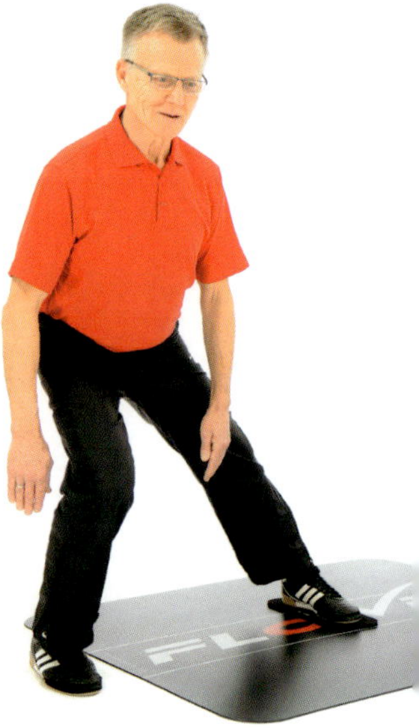

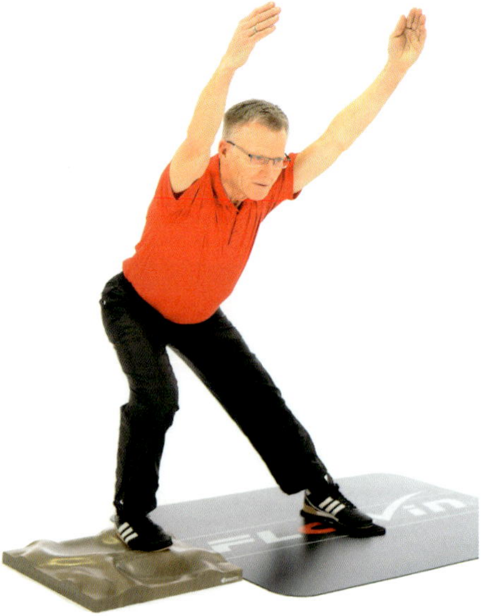

Steigerungsmöglichkeit: Bei der Bewegung des linken Beins zur Seite werden die Arme nach vorn genommen. In der Ausgangsstellung befinden sich die Arme neben dem Rumpf. Steht das Standbein zusätzlich auf dem **terrasensa,** erhöhen sich die koordinativen Anforderungen beträchtlich.

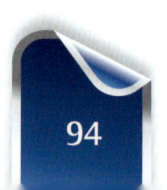

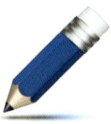

Übung 3: **Koordination und Kraft beider Beine auf dem FLOWIN**

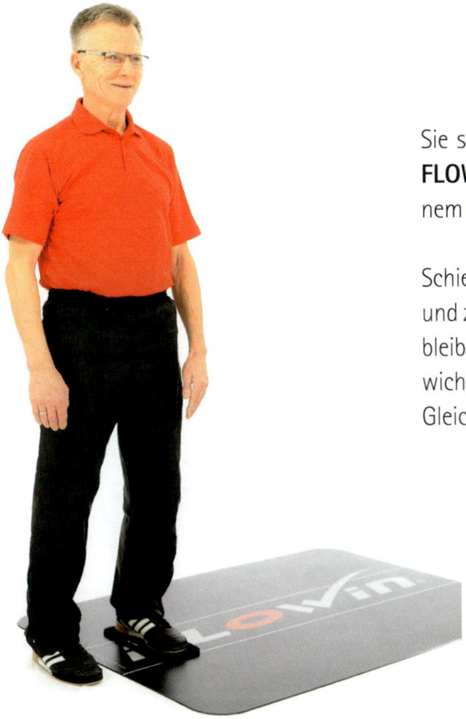

Sie stehen mit dem rechten Bein neben dem **FLOWIN.** Der linke Fuß befindet sich auf einem Fuß-Pad auf dem FLOWIN.

Schieben Sie nun das linke Bein nach außen und ziehen Sie es wieder heran. Der Oberkörper bleibt über dem bewegten Bein. Das Körpergewicht ruht auf dem linken Bein. Danach das Gleiche zur anderen Seite.

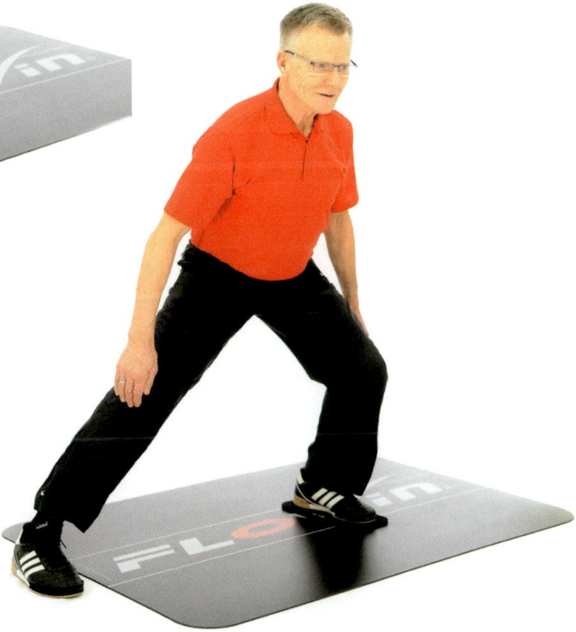

Übung 4: Koordination und Kraft beider Beine auf dem FLOWIN

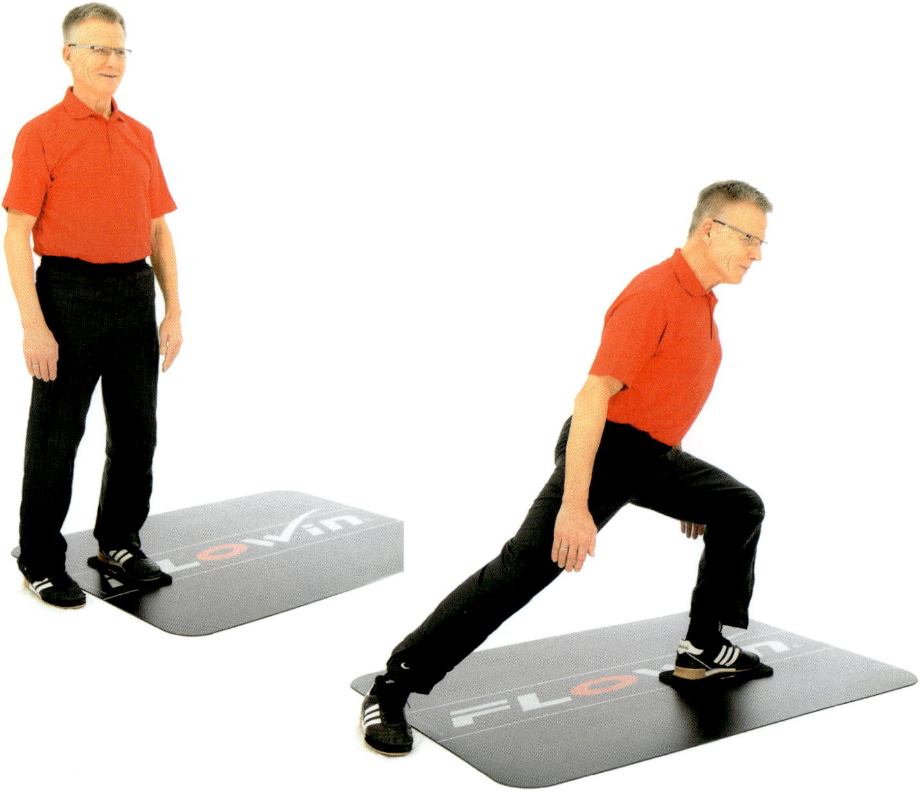

Sie stehen mit dem rechten Bein neben dem **FLOWIN.** Der linke Fuß befindet sich auf einem Fuß-Pad auf dem FLOWIN.

Schieben Sie das linke Bein nach außen. Der Fuß zeigt dabei in Schubrichtung und Ihr Oberkörper verlagert sich in die Bewegungsrichtung. Das Körpergewicht ruht dabei auf dem Schubbein.

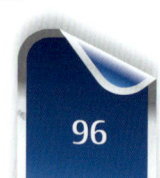

Übung 5: Kräftigung und Koordination beider Beine auf dem FLOWIN

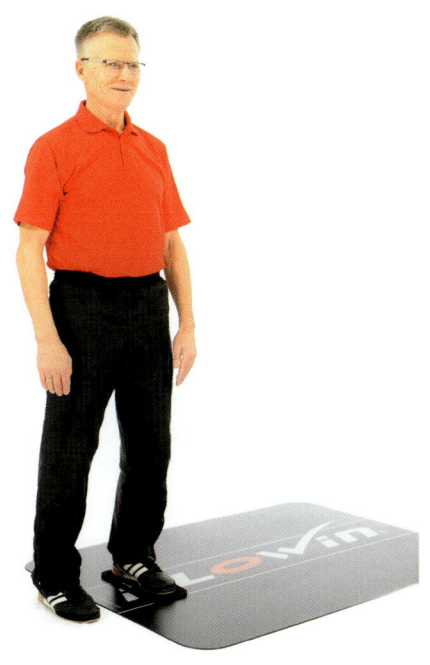

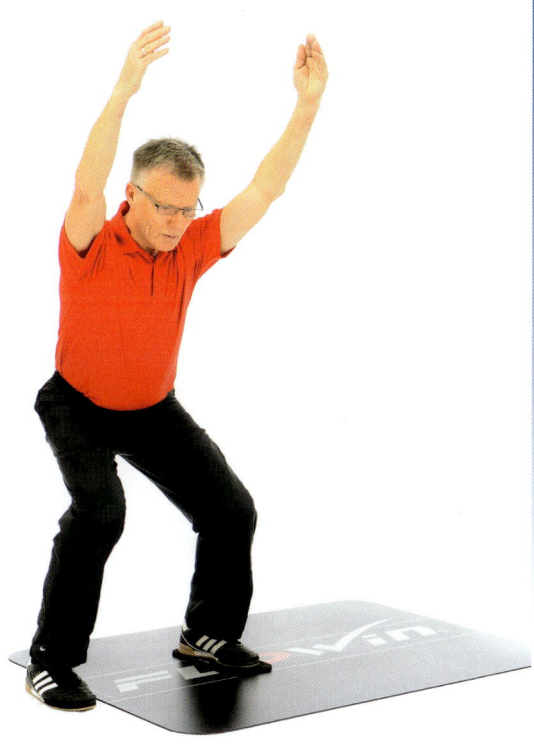

Sie stehen mit dem rechten Bein neben dem **FLOWIN.** Der linke Fuß befindet sich auf einem Fuß-Pad auf dem FLOWIN.

Schieben Sie das linke Bein nach außen und beugen Sie dabei Hüfte und Knie. Senken Sie den aufgerichteten Rumpf nach vorne ab und heben Sie die Arme hoch.

Das Ganze 15-mal, dann Seitenwechsel. Je größer die Knie- und Hüftbeugung, umso schwerer.

Übung 6: Koordination, Kraft und Gleichgewichtsschulung

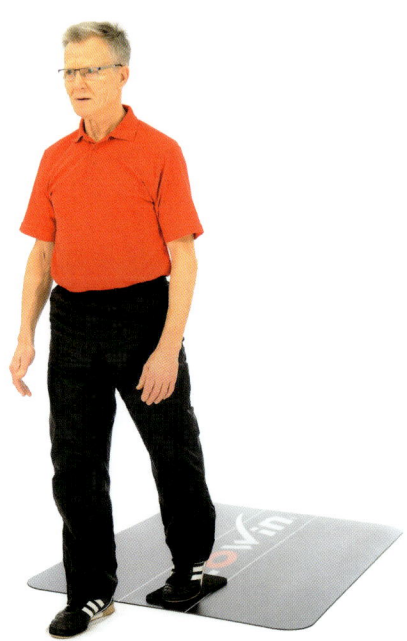

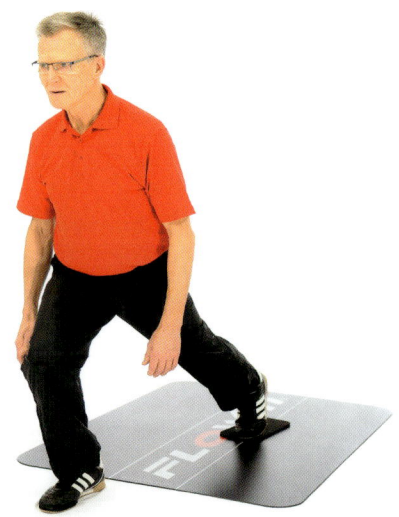

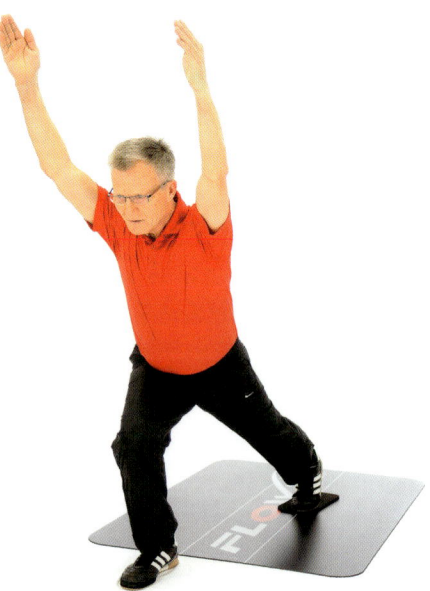

Sie stehen mit dem Rücken zum **FLOWIN.** Das hintere Bein steht mit dem Fuß auf dem Fuß-Pad auf dem FLOWIN. Der vordere Fuß steht davor.

Nun schieben Sie das hintere Bein nach hinten und wieder zurück. Dabei soll bei jeder Wiederholung der Umfang der Bewegung vergrößert werden. Heben Sie in der Bewegung die Arme nach oben. Danach Seitenwechsel.

Übung 7: Gleichgewichtsschulung auf dem terrasensa

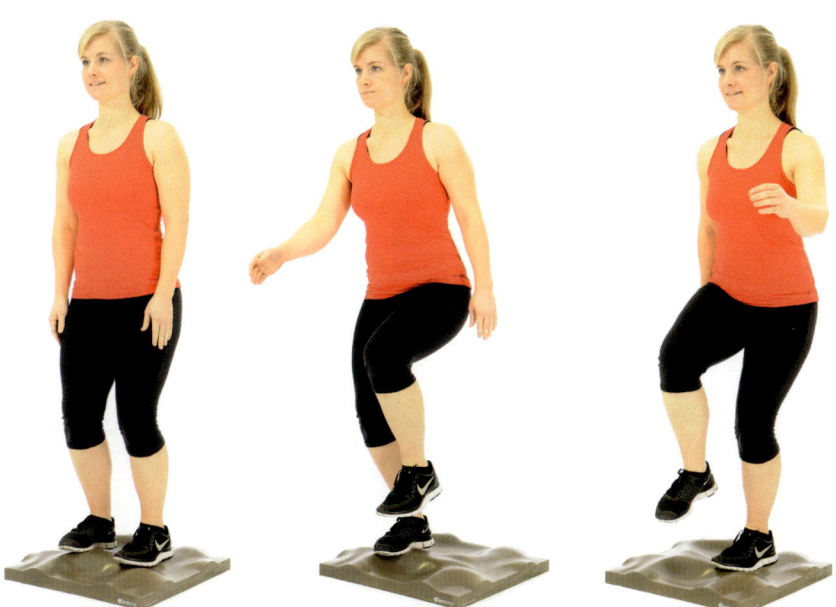

Sie stehen auf der Unterlage, das Körpergewicht gleichmäßig auf beide Beine verteilt.

Gehen Sie nun auf der unebenen Unterlage
auf der Stelle. Bei jedem dritten Schritt heben
Sie ein Bein an und halten es für einige Sekunden in der Luft. Das wiederholen Sie 15-mal.
Die Arme schwingen dabei gleichmäßig mit.

Steigerung der Schwierigkeit:
➤ Augen schließen
➤ alles barfuß
➤ verstärkte Hüft- und Kniebeugung
   mit vorgeneigtem Oberkörper, aber
   gestrecktem Rumpf
➤ länger im Einbeinstand bleiben

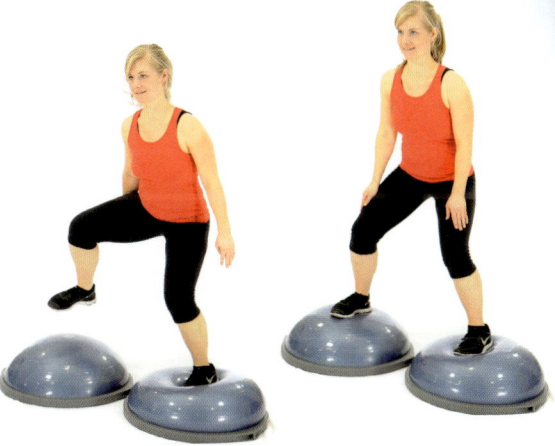

Variation: Die gleiche Übung wird auf dem
BOSU BALANCE TRAINER ausgeführt.

Übung 8: Koordination und Gleichgewicht
mit unterschiedlichen Gegenständen

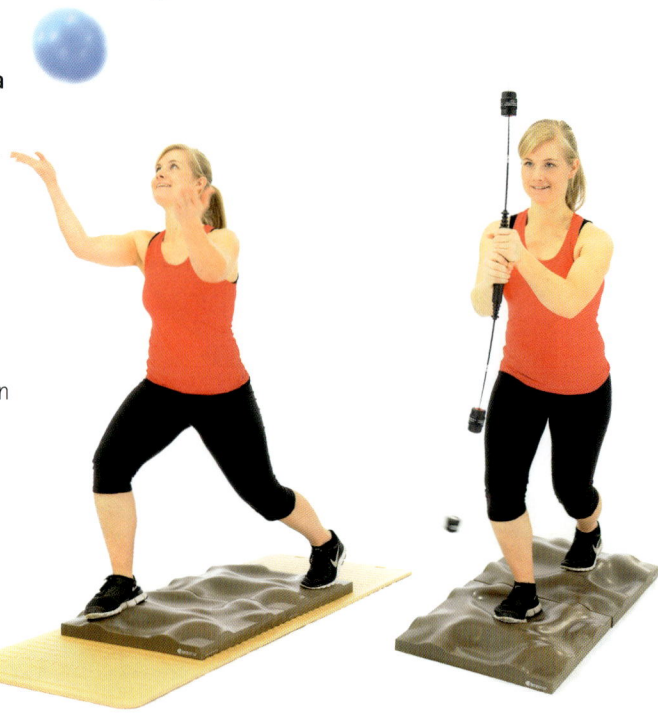

Sie stehen auf dem **terrasensa** in Schrittstellung, beide Füße zeigen in die gleiche Richtung. Füße und Kniegelenke stehen in einer Achse.

Werfen Sie einen Ball von einer Hand in die andere. 20-mal, dann die Schrittstellung tauschen. Die Übung kann auch mit einem **BIOSWING** ausgeführt werden.

Steigerung des Schwierigkeitsgrads:

➤ Spurbreite der Füße schmaler
➤ Flugradius des Balls vergrößern
➤ barfuß
➤ zusätzlich das kleine Einmaleins aufsagen

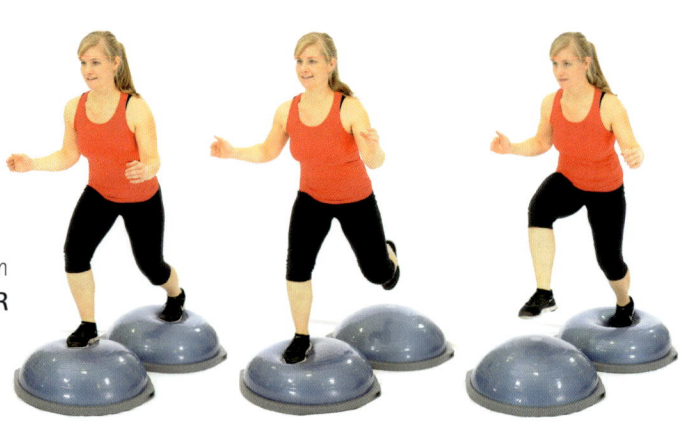

Variation: Stand auf dem **BOSU BALANCE TRAINER**

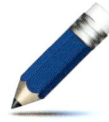

Übung 9: Koordination auf unebener Unterlage

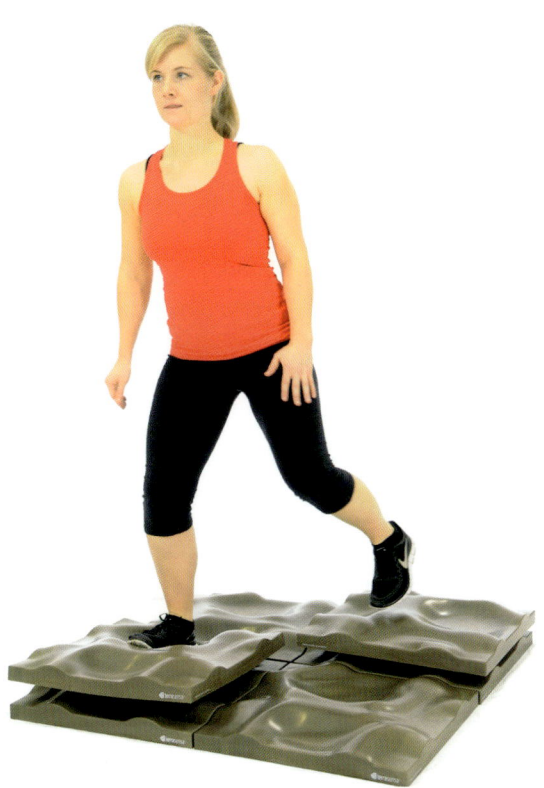

Sie stehen auf dem **terrasensa.**

Nun machen Sie Wechselschritte auf unterschiedlichen Platten. Wenn Sie sich sicher fühlen, können es auch leichte Sprünge sein.

Steigerung des Schwierigkeitsgrads:
➤ barfuß
➤ höhere und größere Schritte
➤ schnellere Geschwindigkeit
  der Wechselschritte

Übung 10: Balancieren auf unebener Unterlage

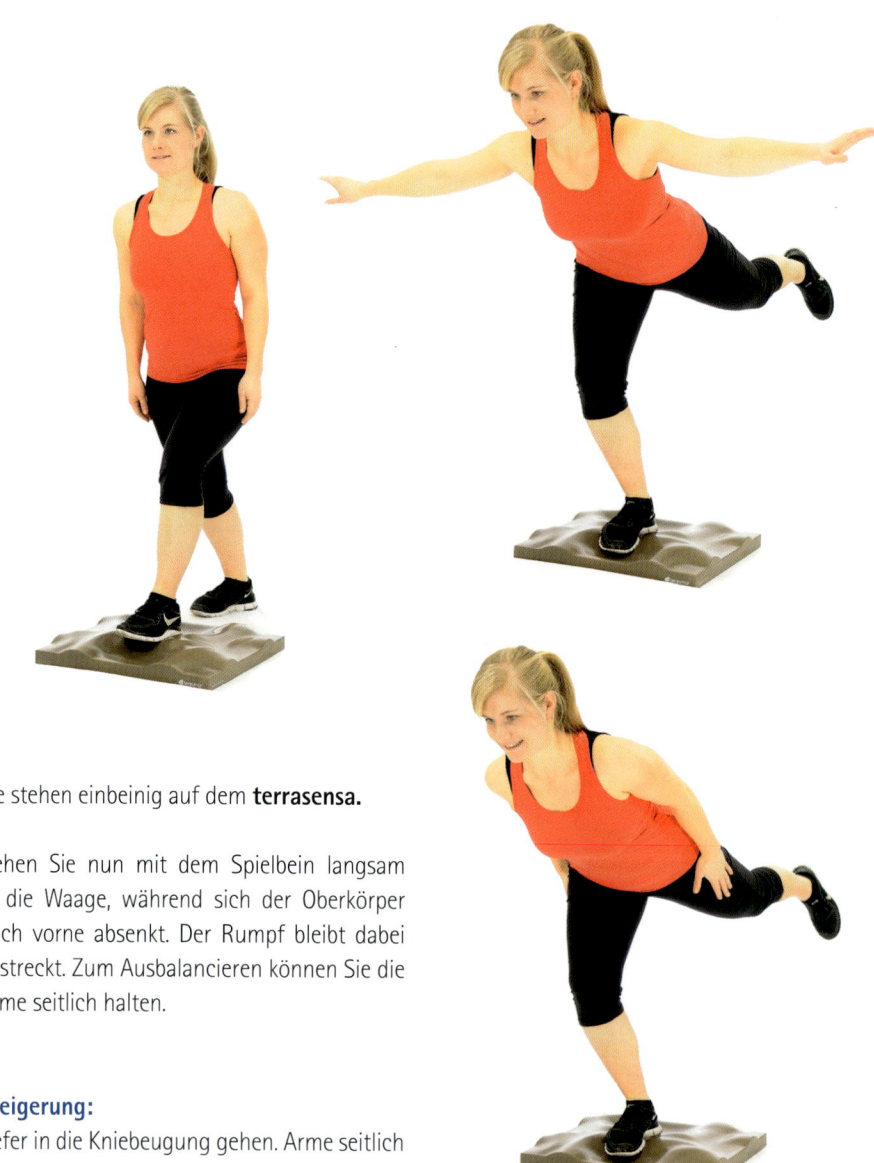

Sie stehen einbeinig auf dem **terrasensa.**

Gehen Sie nun mit dem Spielbein langsam in die Waage, während sich der Oberkörper nach vorne absenkt. Der Rumpf bleibt dabei gestreckt. Zum Ausbalancieren können Sie die Arme seitlich halten.

Steigerung:
Tiefer in die Kniebeugung gehen. Arme seitlich an den Körper anlegen.

Übung 11: **Koordination auf dem FLOWIN**

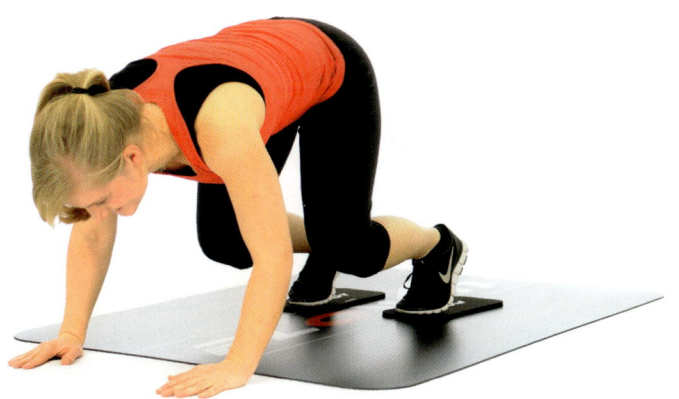

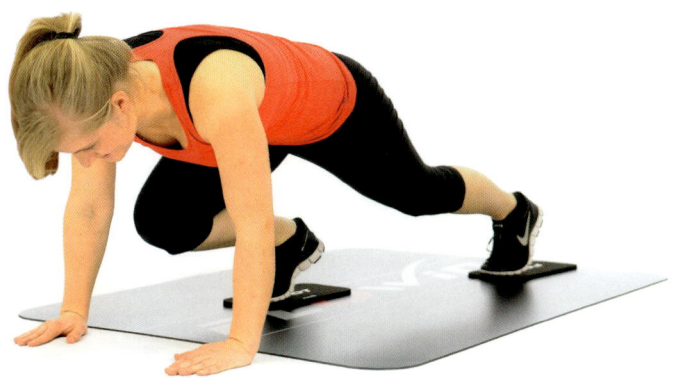

Positionieren Sie sich entsprechend dem Foto:
Die Füße stehen auf den Fuß-Pads. Die Hände
stützen sich vor dem **FLOWIN** ab.
Schieben Sie die Beine mit den Fuß-Pads ab-
wechselnd nach vorne und hinten. Vergrößern
Sie langsam das Ausmaß der Bewegung.

Übung 12: **Koordination und Gleichgewicht**

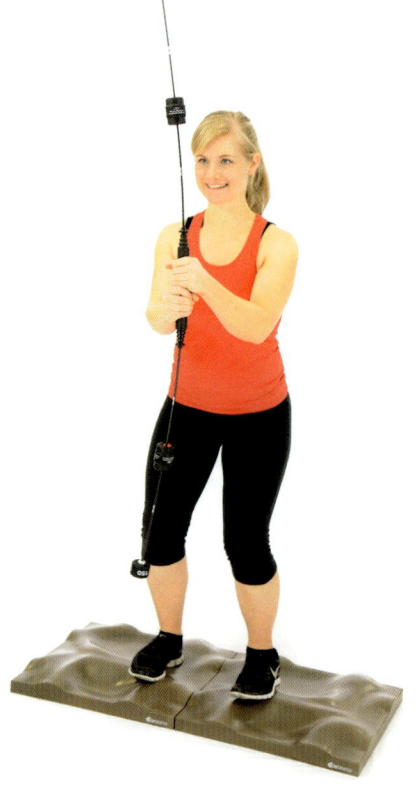
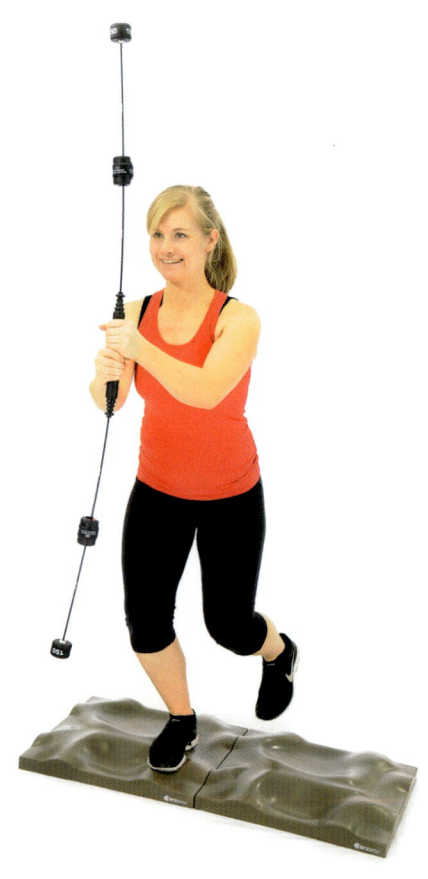

Sie stehen auf dem terrasensa, die Füße in hüftbreitem Abstand. Mit beiden Händen halten Sie vor dem Körper den **BIOSWING.**

Schwingen Sie den **BIOSWING** nach rechts und links. Achten Sie auf eine stabile Stellung des Körpers. Gleichzeitig machen Sie beidbeinige Kniebeugen. Beim Beugen wird der gestreckte Oberkörper nach vorne abgesenkt. Wenn Sie dann die Knie wieder strecken, richtet sich der Oberkörper auf.

Steigerung:

➤ aus der Schrittstellung Kniebeugen durchführen

➤ höherer Grad der Knie- und Hüftflexion

➤ Steigerung der Schwingamplitude des BIOSWINGS

➤ Kombination von Kniebeugen aus Parallelstand und Schrittstellung

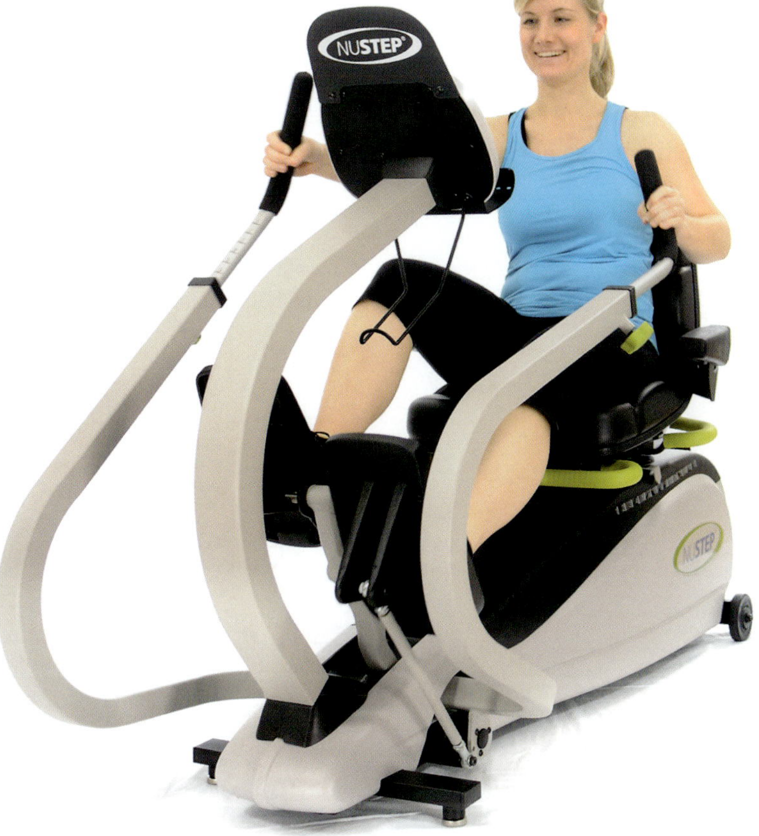

Hilfsmittel und Übungsgeräte

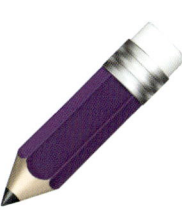

Sensomotorische Einlagen

Wie können sensomotorische Einlagen bei Beschwerden helfen?

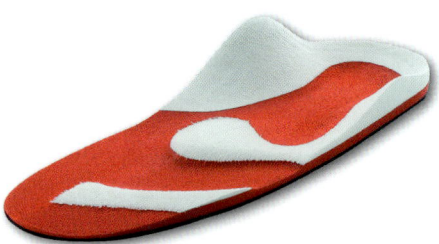

Sensomotorische bzw. propriozeptive Einlagen aktivieren über Propriozeptoren (ausgeprägte Pelottierungen) verschiedene Muskelgruppen an der Fußsohle und trainiert mit jedem Schritt automatisch richtige Bewegungsabläufe.

Die Verbesserung von Muskelreaktionen ist wissenschaftlich erwiesen. Eine bessere Muskelarbeit hat höhere Bewegungssicherheit und ein entspannteres Laufgefühl. Dieses Einlagenkonzept gewinnt als Behandlungsmethode gegen eine Vielzahl diverser Schmerzbilder zunehmend an Bedeutung.

Der Bewegungsapparat, die Körperhaltung und Balance werden dynamisch geführt und aufgerichtet. Das allgemeine Wohlbefinden wird durch Stabilität im Sprunggelenk erhöht. Ob im Sport, Alltag oder Beruf: Der Einsatz sensomotorischer Einlagen ist vielfältig und wird individuell den entsprechenden Beschwerden angepasst.

Häufige Fehlstellungen

Bei vielen Menschen ist eine Unstabilität des Sprunggelenks die Ursache einer Fehlstellung der Ferse. Negative Folgebeschwerden können sich vom Knick- / Senkfuß über Knie und Hüfte bis zum Unterkiefer fortsetzen. Um diesen Fehlstellungen entgegenzuwirken hat der Orthopädie-Schuhmacher viele technische Möglichkeiten in Form von Schuhzurichtungen und Einlagen. Eine besondere Wirkungsweise haben dabei sensomotorische Einlagen.

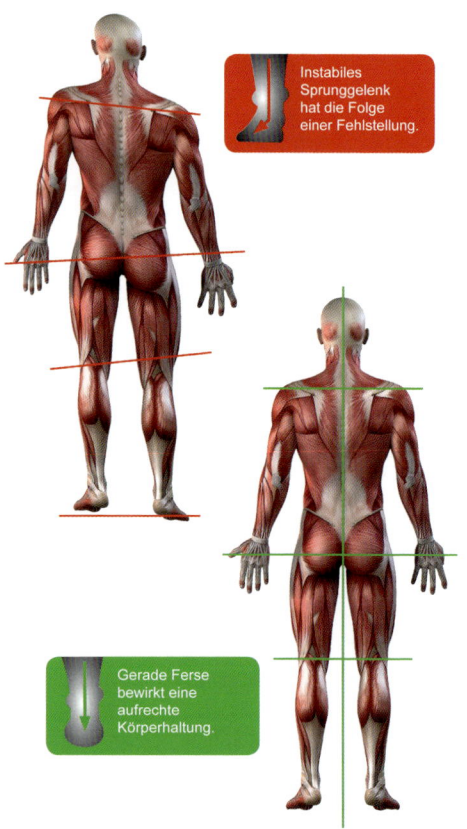

Instabiles Sprunggelenk hat die Folge einer Fehlstellung.

Gerade Ferse bewirkt eine aufrechte Körperhaltung.

Zehensteg

Verbessert die Stellungsinforma-
tion und räumliche Koordination.
Reguliert die Spannung der tiefen
Wadenmuskulatur.

Mittelfußkopfpelotte

Reduziert den Muskeltonus im
Längsgewölbe und in der Abrol-
lung der Zehenbeuger.

Mittelfußpelotte

Führt den Fuß zur physiologischen Schrittabwicklung und zum
Ausgleich des Spreizfußes. Durch
Impulse zu den körpereigenen
Regulierungsmechanismen wird
die Spannung der hinteren Wadenmuskulatur reduziert und die
Fußstellung reguliert. Über die
Muskelkette wird die Rücken-
und Schultermuskulatur positiv
beeinflußt.

Rückfußpelotten

Steuern die Ausrichtung des
Rückfußes und des Sprunggelenks
über die Schienbein- und seitliche
Wadenmuskulatur. Durch Stimu-
lierung des sogenannten musku-
lären Steigbügels wird die Mus-
kelreaktionszeit und das Verlet-
zungsrisiko im Sprunggelenk reduziert. Über die Fußreflexzonen
wird die Beckenmuskulatur angesprochen.

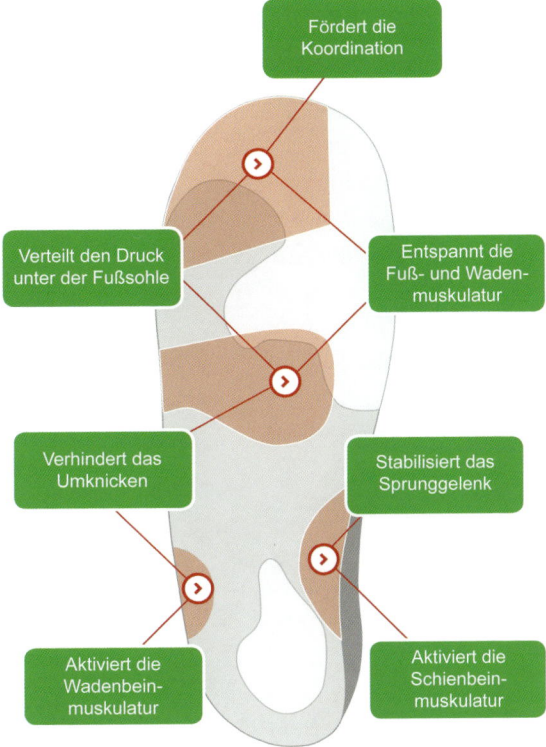

Fördert die Koordination

Verteilt den Druck unter der Fußsohle

Entspannt die Fuß- und Waden-muskulatur

Verhindert das Umknicken

Stabilisiert das Sprunggelenk

Aktiviert die Wadenbein-muskulatur

Aktiviert die Schienbein-muskulatur

Funktionszonen sensomotorischer Einlagen

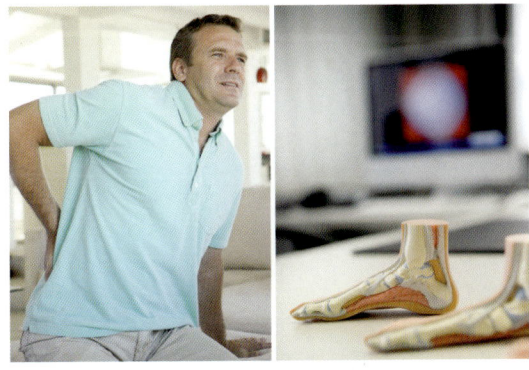

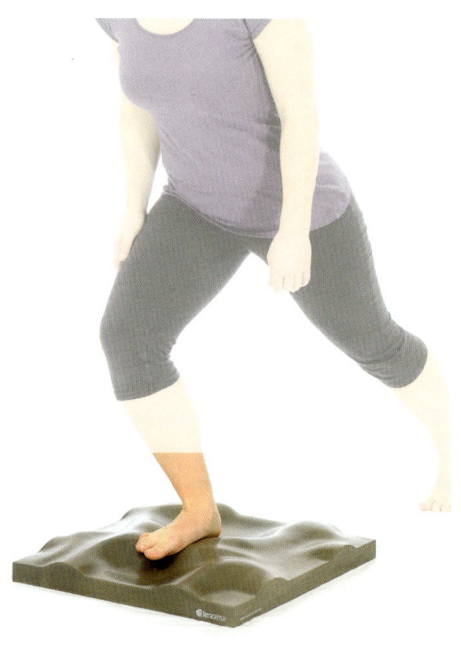

Terrasensa

Terrasensa ist eine Bodenplatte, deren relief-artige Oberfläche sich an der Natur orientiert, die ja auch ganz unterschiedliche Bodenbeschaffenheiten aufweist. Die unebene Matte fordert bei jedem Schritt Ihre Koordinationsfähigkeit und Ihr sensomotorisches System. Bei jeder Bewegung muss sich Ihre Körperstatik auf den Untergrund einstellen. So trainieren Sie auf dieser „Erde zum Fühlen" Gleichgewicht, Stabilität, Anpassungsvermögen sowie Kraft und Reaktionsfähigkeit.

Mit dieser Matte sind zahlreiche Übungen möglich, etliche davon sind in diesem Buch enthalten.

Vertrieb: ARZTX*vitality*

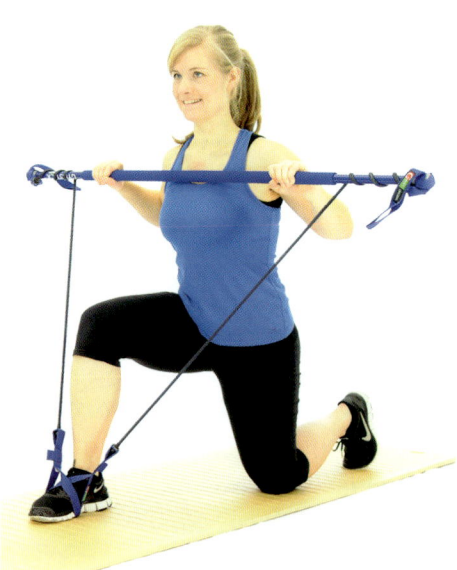

GYMSTICK

Den 130 Zentimeter langen Fiberglasstab gibt es in unterschiedlichen Ausführungen mit verschiedenen Widerständen. Am *GYMSTICK* sind Gummiseile befestigt, die je nach Ausführung und Farbe bei der Dehnung unterschiedlich hohen Kraftaufwand erfordern. Durch die Vielseitigkeit bei der Auswahl der Übungen können Sie sowohl Arme und Beine als auch den Rumpf abwechslungsreich trainieren. „Spielerisch" erzielen Sie einen Zuwachs an Kraft und Stabilität.

Vertrieb: ARZTX*vitality*

FLOWIN

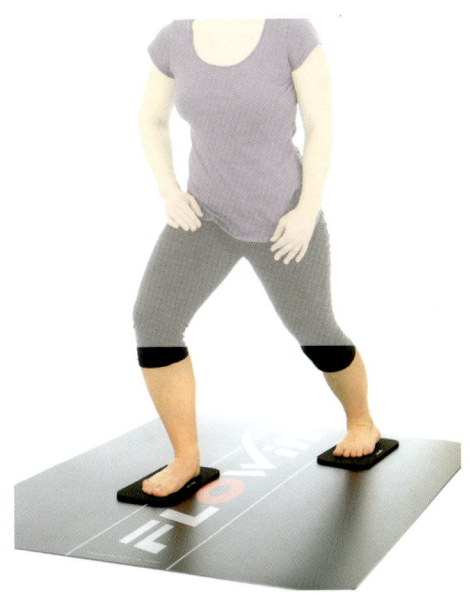

Das *FLOWIN* besteht aus der sehr glatten Trainingsplattform (140 x 100 cm) und dazu gehörigen Auflagensets für Füße, Hände und Knie. Die damit möglichen rutschenden Bewegungen auf der glatten Oberfläche erfordern ein hohes Maß an Haltevermögen des Bewegungsapparates. Das Training ist eine Kombination aus Krafteinsatz, Bewegungsradius und Tempo der Ausführung. Bei entsprechender Auswahl der Übungen trainieren Sie alle motorischen Grundeigenschaften: Kraft, Ausdauer, Beweglichkeit, Koordination und Schnelligkeit – mit einem hohen Spaßfaktor!
Vertrieb: ARZTX*vitality*

PhysioFlip

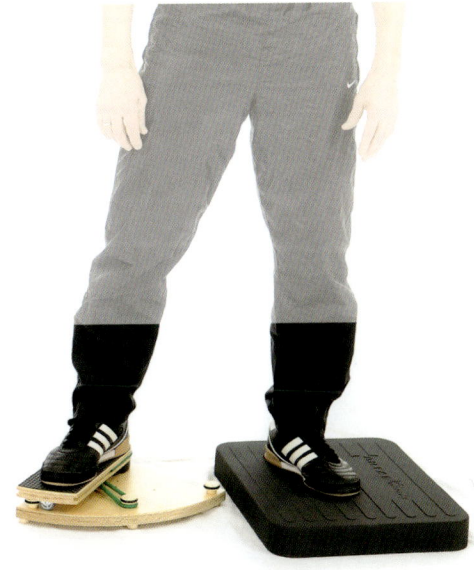

Dieses effektive Gerät nutzt das Prinzip des Bewegens gegen den Widerstand von elastischen Gummibändern. Im Rahmen der Hüft- und Knieschule werden bei einem Einsatz des *PhysioFlip* vor allem die Außen- und Innenrotation der unteren Extremität (Beine) trainiert. Den Schwierigkeitsgrad können Sie durch Einsatz unterschiedlich starker Gummibänder variieren. Die Rotatoren des Hüftgelenks, denen wir im Alltag ein hohes Maß an Drehbeweglichkeit des Beins verdanken, sind bei vielen Menschen geschwächt. Hier wirken die Übungen mit dem PhysioFlip gezielt entgegen.
Vertrieb: ARZTX*vitality*

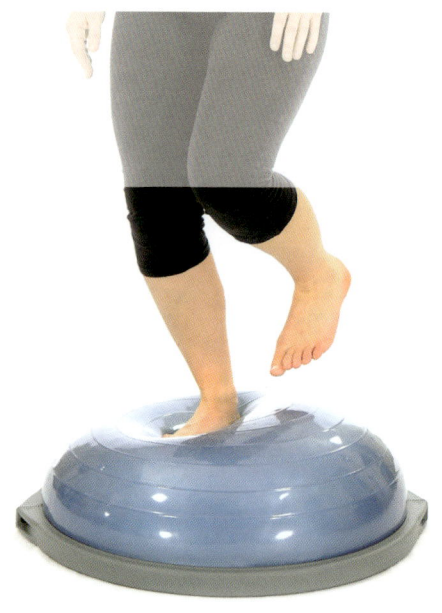

BOSU
Balance Trainer

Der *BOSU Balance Trainer* besteht aus einer stabilen Plattform mit einer halbrunden Wölbung, die durch Aufpumpen unterschiedlich stramm mit Luft befüllt werden kann. So entsteht eine instabile Fläche, auf der Sie in unterschiedlichen Übungen vor allem das Gleichgewicht, Koordination, Rumpfstabilität und ganz allgemein die Körperhaltung trainieren können. Ob Einbeinstand, halbhohe Hocke oder kleine Sprünge – die vielfältigen Übungen haben es in sich, machen aber auch Spaß.
Vertrieb: ARZT**X***vitality*

Bioswing

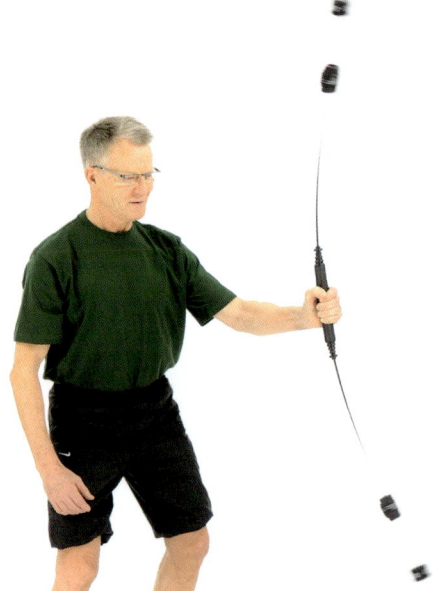

Der 1,50 Meter lange Stab besteht aus einem speziellen HighTech-Federstahl, der extrem schwingelastisch ist. Durch schnelle Hin- und Herbewegungen versetzen sie das Übungsgerät in gleichmäßige Schwingungen. Dies erfordert Koordination der Arm- und Rumpfmuskulatur. Eine gute Rumpfstabilität ist Voraussetzung für eine aufrechte und gesunde Körperhaltung – denn die verhindert eine Fehlbelastung des Hüft- und Kniegelenks.
Vertrieb: ARZT**X***vitality*

NUSTEP

Der Ganzkörper-Crosstrainer *NUSTEP* steht im Bereich Physiotherapie und Fitness hoch im Kurs. Dank der unterschiedlichen Leistungsstufen ermöglicht er bei kontrollierter Belastung ein sicheres Training des gesamten Körpers. Individuell einstellbare Fußpedale und Handgriffe erlauben es die gesamte Beinmuskulatur und den Oberkörper zu trainieren, Hüfte und Knie dabei aber zu schonen. Die sitzende Position erleichtert Menschen mit Hüft- und Knieproblemen das Ausdauertraining.

Vertrieb: PHYSIO**ASPEKT** ≡LINKE

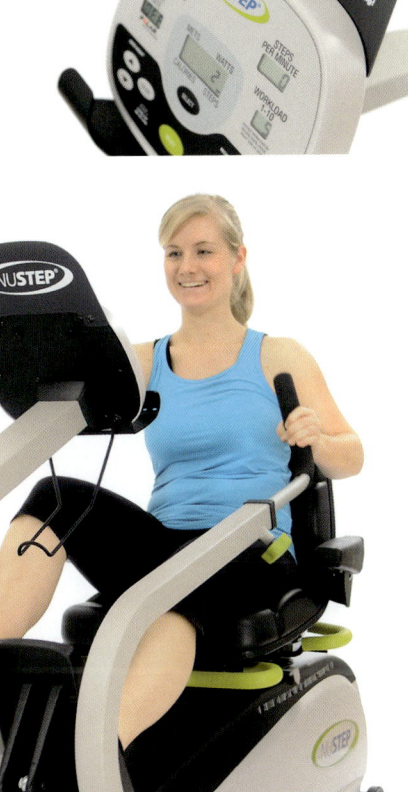

Alltägliche Bewegungen – gelenkschonend ausgeführt

Wenn Sie Hüft- oder Kniebeschwerden haben, fallen Ihnen viele typische Alltagsbewegungen schwer. Die nachfolgenden Tipps erleichtern Ihnen das Leben.

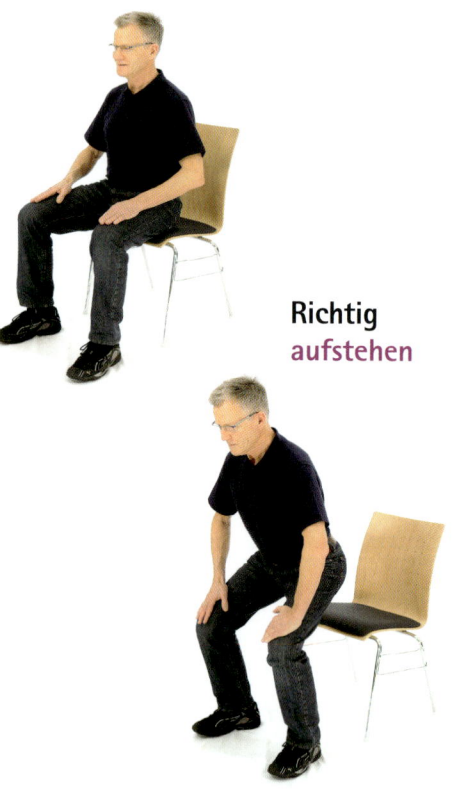

Richtig
sitzen

Richtig
aufstehen

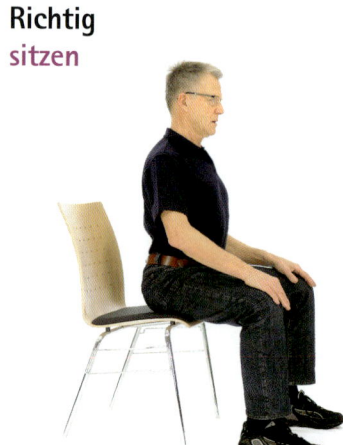

Achten sie beim Sitzen auf eine aufrechte Position. Die Hüft- und Kniegelenke sollen nicht mehr als 80° gebeugt sein.

Stützen Sie sich mit beiden Händen auf den Oberschenkeln ab. Der Rücken bleibt gerade. Durch Verlagerung des Körpergewichts auf beide Beine kommen Sie gelenkfreundlich in den Stand.

Richtig
heben

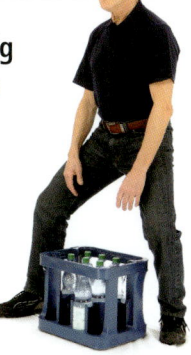
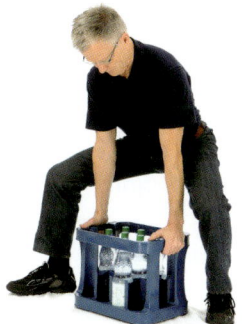

Sie stehen mit gespreizten Beinen über dem zu hebenden Gegenstand. Ist eines Ihrer Beine vorbelastet, so steht es extra weit vor. Damit ist die Hauptbelastung auf dem hinteren Bein.
Jetzt heben Sie mit geradem Rücken und nach hinten geschobenem Gesäß die Last langsam an.

Richtig
hinknien

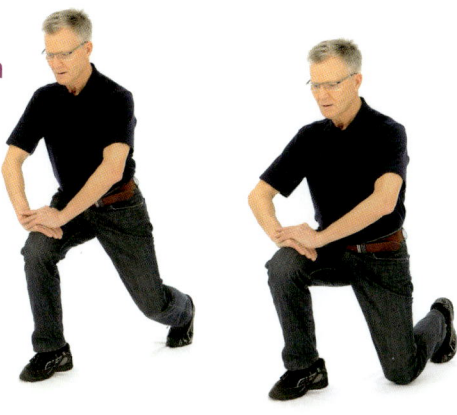

Machen Sie einen Ausfallschritt. Das vorgeschädigte Bein steht vorne. Nun stützen Sie sich mit beiden Händen auf den vorderen Oberschenkel und gehen mit aufgerichtetem Oberkörper langsam in die Knie.

Richtig
aufheben/bücken

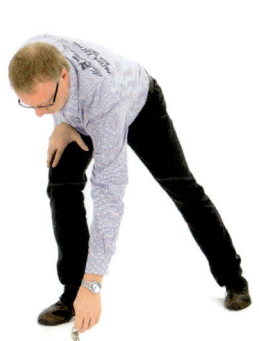
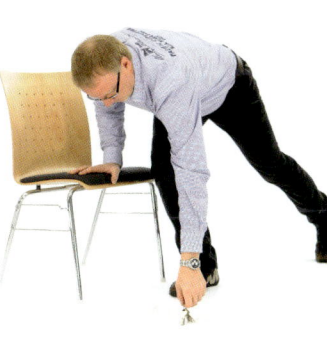

Achten Sie beim Bücken darauf, dass das Bein mit der Vorschädigung hinten bleibt. Sie beugen sich mit geradem Rücken und nach hinten gestrecktem Bein vor.
Mit der Hand können Sie sich auf dem vorderen Oberschenkel oder einem Hilfsmittel (Stuhl) abstützen.

Die Autoren

Andreas Helmkamp

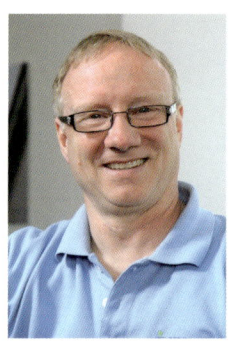

... ist selbstständiger Physiotherapeut und Osteopath in einem Team, das in Fulda zwei erfolgreiche Praxen betreibt. Als Sportphysiotherapeut (Spezialgebiet Trainingslehre) des Deutschen Olympischen Sportbunds (DOSB) betreute er im Hochleistungsbereich Einzelathleten und Mannschaften, u. a. viele Jahre lang die Deutsche Basketball-Jugendnationalmannschaft. Der begeisterte Alpinist ist ein gefragter Referent und Ausbilder sowie Co-Autor erfolgreicher Ratgeber im Bereich Ausdauersport.

Aufgrund der ständig steigenden Zahl von Patienten mit Hüft- und Knieproblemen beschäftigt er sich bereits seit Jahren verstärkt mit diesem Themenkreis. Daraus entstand die MHL Hüft- und Knieschule.

Dr. Mathias R. Schmidt

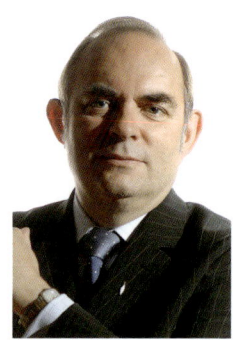

... arbeitete 15 Jahre lang als freier Autor für die Sender der ARD. In den 90er-Jahren gründete er die Agentur Text-Atelier, die sich auf die Entwicklung von Kommunikationskonzepten und Texten spezialisiert hat. Das Text-Atelier betreut Unternehmen und Institutionen im In- und Ausland und bearbeitet häufig Themen im Umfeld von Gesundheit und Fitness.

Schmidt hat als Autor oder Co-Autor zahlreiche erfolgreiche Ratgeber verfasst. In Parzellers Buchverlag erschien von ihm mit Helmkamp und anderen eines der ersten deutschsprachigen Nordic-Walking-Bücher sowie der Ratgeber Herzfrequenzgesteuertes Training. Mathias Schmidt ist Preisträger des angesehenen Health Media Award (2010, Kategorie Publizistik/Aufklärung).

Die MHL Hüft- und Knieschule zieht Kreise

Dieses Mitmachbuch gibt Ihnen die Möglichkeit in aller Ruhe daheim zu trainieren. Gleichzeitig ist es das offizielle Begleitbuch der MHL Hüft- und Knieschule, die von den Krankenkassen nach § 20 SGB V anerkannt ist. Das heißt: Die Kosten des Kurses werden bis zu 80 Prozent von der Kasse übernommen.

Immer mehr Physiotherapeuten in Deutschland bieten die noch relativ junge MHL Hüft- und Knieschule an. Sollte dies in Ihrem heimischen Umfeld noch nicht der Fall sein, sprechen Sie ihren Physiotherapeuten darauf an. Auch er kann sich als Kursanbieter qualifizieren.

Informationen für Patienten und Kollegen unter:
www.gzm-physio.de
Ab November 2012: www.mhl-fulda.de

Danksagungen

Zur Entwicklung dieses Buches haben im Hintergrund viele beigetragen. Dank und Anerkennung gebührt dem hoch engagierten Team der Praxis Meissner Helmkamp Lindemann: Anja, Elena, Judith, Nadine, Sarah, Benni, Christian und Matthias. Sehr wertvolle Unterstützung leisteten auch die Hersteller der hier einbezogenen Geräte und Hilfsmittel: die Firmen Artzt, Orthopädische Schuhtechnik Rützel und Physioaspekt Linke. Philipp Artzt hat die Praxis-Kapitel durch seine Fotos unserer Übungen im wahrsten Sinne des Wortes bunt gemacht. Anna Sophia Strathmann erstellte die anatomischen Zeichnungen. Peter Link von Parzellers Buchverlag hat dann alles ansprechend gestaltet. Nicht zuletzt danken wir den Experten Prof. Martin Hessmann und Lutz Meissner für die Interviews. Ihre Ausführungen haben das Buch bereichert.

Informationen zum Thema Arthrose:
Deutsche Arthrose-Hilfe e. V.
Postfach 11 05 51
60040 Frankfurt/Main
Telefon: 06831/94 66 77
E-Mail: service@arthrose.de